U0188223

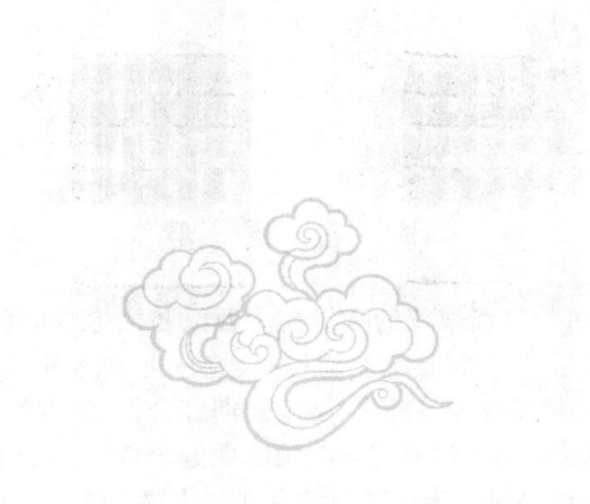

社区常见病
中西医结合防治指南

主　编　王文健

上海科学技术出版社

内 容 提 要

本书是供社区医师掌握规范的常见病中西医防治方法的读本，介绍了包括慢性阻塞性肺疾病、社区获得性肺炎、高血压病、冠心病、脑卒中、胃食管反流病、慢性胆囊炎、2 型糖尿病、复发性尿路感染、围绝经期综合征、原发性骨质疏松症在内的 11 种社区常见疾病的中西医诊断、治疗、预防保健等内容。全书突出了科学性、可行性和实践性的特点，是对临床中医西结合规范化建设的一次有益探索。

本书可供社区医师参考使用。

图书在版编目(CIP)数据

社区常见病中西医结合防治指南 / 王文健主编. —上海：上海科学技术出版社，2019. 4

ISBN 978 - 7 - 5478 - 4356 - 7

Ⅰ. ①社… Ⅱ. ①王… Ⅲ. ①常见病—中西医结合—诊疗—指南 Ⅳ. ①R4 - 62

中国版本图书馆 CIP 数据核字(2019)第 028942 号

社区常见病中西医结合防治指南

主编 王文健

上海世纪出版(集团)有限公司
上 海 科 学 技 术 出 版 社 出版、发行

(上海钦州南路 71 号 邮政编码 200235 www. sstp. cn)

上海展强印刷有限公司印刷

开本 787×1092 1/16 印张 13. 5

字数 260 千字

2019 年 4 月第 1 版 2019 年 4 月第 1 次印刷

ISBN 978 - 7 - 5478 - 4356 - 7/R・1795

定价：60. 00 元

前　言

《社区常见病中西医结合防治指南》是上海市中医药管理局委托上海市中西医结合学会承担的上海市基层中医药服务能力提升工程的项目之一。项目组在广泛调研的基础上，确定慢性阻塞性肺疾病、高血压病、冠心病、脑卒中、胃食管反流病、慢性胆囊炎、2型糖尿病、复发性尿路感染、围绝经期综合征、原发性骨质疏松症 10 个病种入选指南的制订，后来根据实际情况又增补了社区获得性肺炎，故最终 11 种疾病入选。

项目组根据实际需要，成立了专家委员会和各疾病指南的起草小组，并邀请学会各相关专业委员会的专家参与指南的论证，以保证指南的质量监督；项目组还组织社区卫生服务中心的管理和医务人员验证指南内容的可行性。

指南的制订流程严格遵照 NICE 的指南编写原则，充分考虑指南服务对象的实践性：指南对各种疾病适合在社区诊治的内容作重点介绍；对需要转往上级医院的患者则要求必须掌握转诊指征；对由上级医院诊治后转回社区的患者，主要实施规范的继续治疗、康复或慢病管理；而对疾病高危人群则加强防范措施或进行健康教育。指南的使用者包括中医和非中医类别的社区临床医生；指南的干预措施是在严格按照最新版的普通指南规范要求的基础上，增加了中医药服务的内容，能为大多数社区医生接受和应用。

项目组以慢性阻塞性肺疾病为试点，针对在制订指南的实践中发现的问题，集思广益，取得经验，逐步推广。在完成初稿后，以问卷形式在基层进行指南的适用性问卷调查，听取意见后再逐步完善。

指南突出了科学性、可行性和实践性“三性”原则。

科学性：是指指南的表述做到了与相关国家标准一致；其西医诊断要点、治疗原则准确与现行指南的规范保持一致。指南涉及的中医证候分类、中医治则、中医组方符合中医理论并在实践中为大多数专家认可。

可行性：指南内容符合目前社区卫生服务中心的实际情况，保证其可操作性。指南内容适应使用者的理论基础和技术水平；特别是其中涉及中医药的内容，能为广大基层全科医生，包括非中医类别的医生所掌握和应用。

实践性：指南针对基层社区的实际情况，将适合于社区应用的对疾病的养生、保健、预防、康复、慢病管理、转诊等内容提出了规范化的指导意见。

中西医结合在实行中医和西医优势互补的前提下，还要强调这种结合是规范的，是可以推广的。我们希望本指南的编写，可以作为临床中西医结合规范化建设的一次探索，为制订更多更好的临床中西医结合诊疗指南提供一些经验。

我们希望社区基层的医生能不断向我们反馈指南应用过程中存在的问题，以便将来对指南做进一步修订和完善。

编　者

2019 年 1 月

目　录

第一章

慢性阻塞性肺疾病

编写小组

组　长　杨佩兰

副组长　张惠勇　韩明权　石克华　张　炜

组　员　（以姓氏笔画为序）

马晓芃　王　玲　王振伟　王晓如　汤　杰　吴昆仑　余荣环

邹　忠　张　谊　陈风娟　陈国平　罗艳蓉　胡国萍　施晓芬

姚　亮　黄海茵　程克文

慢性阻塞性肺疾病(COPD,简称慢阻肺)是一种严重危害人类健康的常见病、多发病。我国对7个地区20245名成年人的调查结果显示,40岁以上人群中慢阻肺的患病率高达8.2%。据"全球疾病负担研究项目"(The Global Burden of Disease Study)估计,2020年慢阻肺将位居全球死亡原因的第3位。世界银行和世界卫生组织的资料表明,至2020年,慢阻肺将位居世界疾病经济负担的第5位。

慢阻肺是一种以持续气流受限为特征、可以预防和治疗的疾病,其气流受限多呈进行性发展,与气道和肺组织对烟草、烟雾等有害气体或有害颗粒的慢性炎症反应增强有关。慢阻肺主要累及肺脏,也可引起全身的不良反应。慢阻肺可存在多种合并症,急性发作和合并症都会加重患者整体病情。肺功能检查对确定气流受限有重要意义。在吸入支气管扩张剂后,$FEV_1/FVC<70\%$表明存在持续气流受限。慢性咳嗽咳痰常早于气流受限许多年存在,但并非所有具有咳嗽、咳痰症状的患者都会发展至慢阻肺,部分患者可仅有气流受限改变,而无慢性咳嗽、咳痰症状。

慢阻肺与慢性支气管炎和肺气肿密切相关。通常,慢性支气管炎是指在除外慢性咳嗽的其他已知病因后,患者每年咳嗽、咳痰3个月以上,并连续2年以上者。肺气肿则是指肺部终末细支气管远端气腔出现异常持久的扩张,并伴有肺泡壁和细支气管破坏而无明显的肺纤维化。当慢性支气管炎和肺气肿患者的肺功能出现持续气流受限时,则能诊断为慢阻肺;如果患者仅有"慢性支气管炎"和(或)"肺气肿",而无持续气流受限,则不能诊断为慢阻肺。

中医将慢阻肺归于"肺胀"范畴。慢阻肺反复发作,呈现进行性加重趋势,自本虚标实向虚实夹杂转化,由肺而逐步累及脾、肾、心等脏腑。初因外邪犯肺,咳嗽、咳痰反复迁延,逐渐加重,致肺气亏虚;肺病及脾,则致肺脾气虚;痰湿郁久化热,伤津耗阴,则致气阴两虚;肺伤日久及肾,则致肺肾阴虚;病久伤及肾气,肾不纳气,则喘息急促,动则更甚;肾阳亏虚,则畏寒肢冷;更有甚者肾阳虚衰,水湿泛滥,肢体浮肿,水气凌心,喘而不得卧;或肺虚治节失职,由气及血,血行涩滞,可见唇甲发绀、舌质暗紫等症。本病病程漫长,病情复杂,迁延难愈。"慢性支气管炎"和(或)"肺气肿"属于慢阻肺的高危人群,本指南的中医辨证论治的原则也同样适用。

本指南是在中医和西医慢阻肺诊疗指南的基础上,结合近年来上海市各级医院慢阻肺中西医诊疗经验制定而成,以指导社区开展慢阻肺稳定期和部分急性加重期以及慢性支气管炎和肺气肿的中西医结合防治工作。

1 诊　　断

慢阻肺的特征性症状是慢性和进行性加重的呼吸困难，如慢性咳嗽、咳痰、喘息和胸闷。病情较重的患者会有全身性症状，如体重下降、食欲减退、外周肌肉萎缩和功能障碍、精神抑郁和(或)焦虑等，长时间的剧烈咳嗽可导致咳嗽性晕厥，合并感染时可咯血痰。

慢阻肺的病程可分为：

(1) 急性加重期：患者呼吸道症状超过日常变异范围的持续恶化，并需要改变药物治疗方案，患者常有短期内咳嗽、咯痰、气短和(或)喘息加重，痰量增多，脓性或黏液脓性痰，可伴有发热等炎症明显加重的表现。

(2) 稳定期：患者的咳嗽、咳痰和气短等症状稳定或症状轻微，病情基本恢复到急性加重前的状态。

1.1 西医诊断

持续存在的气流受限是诊断慢阻肺的金标准。应根据慢阻肺的临床表现、危险因素接触史、体征及实验室检查等资料，综合分析确定。任何有呼吸困难、慢性咳嗽或咳痰，且有暴露于危险因素病史的患者，临床上需要考虑慢阻肺。诊断慢阻肺需要进行肺功能检查，吸入支气管舒张剂后 $FEV_1/FVC<70\%$ 即明确存在持续的气流受限，除外其他疾病后可确诊为慢阻肺。因此，凡具有吸烟史和(或)环境职业污染和生物燃料接触史，临床上有呼吸困难或咳嗽、咳痰病史者，均应进行肺功能检查。慢阻肺患者早期轻度气流受限时可有或无临床症状。

1.2 鉴别诊断

慢阻肺应与哮喘、支气管扩张症、充血性心力衰竭、肺结核、弥漫性泛细支气管炎、闭塞性细支气管炎等相鉴别。尤其要注意和哮喘进行鉴别，这两种疾病可同时在少数患者中重叠存在。

1.3 综合评估

慢阻肺评估是根据患者的临床症状、急性加重风险、肺功能异常的程度及并发症情况进行综合评估，其目的是确定疾病的严重程度，包括气流受限的严重程度，患者的健康状况和未来急性加重的风险程度，最终目的是指导治疗。

1.3.1 症状评估

采用改良版英国医学研究委员会呼吸问卷(mMRC)对呼吸困难严重程度进行评估

(表1-1),或采用慢阻肺患者自我评估测试(CAT)问卷进行评估(表1-2)。

表1-1 改良版英国医学研究委员会呼吸问卷

呼吸困难评价等级	呼吸困难严重程度
0级	只有在剧烈活动时感到呼吸困难
1级	在平地快步行走或步行爬小坡时出现气短
2级	由于气短,平地行走时比同龄人慢或者需要停下来休息
3级	在平地行走约100 m或数分钟后需要停下来喘气
4级	因为严重呼吸困难而不能离开家,或在穿脱衣服时出现呼吸困难

表1-2 慢阻肺患者自我评估测试问卷(分)

我从不咳嗽	0	1	2	3	4	5	我一直咳嗽
我一点痰也没有	0	1	2	3	4	5	我有很多痰
我一点也没有胸闷的感觉	0	1	2	3	4	5	我有很重的胸闷的感觉
当我在爬坡或爬一层楼梯时,我并不感觉喘不过气来	0	1	2	3	4	5	当我在爬坡或爬一层楼梯时,我非常感觉喘不过气来
我在家里的任何活动都不受慢阻肺的影响	0	1	2	3	4	5	我在家里做任何事情都很受影响
每当我想外出时,我就能外出	0	1	2	3	4	5	由于我有肺部疾病,我从来没有外出过
我的睡眠非常好	0	1	2	3	4	5	由于我有肺部疾病,我的睡眠非常不好
我精力旺盛	0	1	2	3	4	5	我一点精力都没有

注:数字0～5表示严重程度,请标记最能反映你当前情况的选项,在方格中打√,每个问题只能标记1个选项。

1.3.2 肺功能评估

根据气流受限的程度进行肺功能评估,即以FEV_1占预计值百分比为分级标准。慢阻肺患者气流受限的肺功能分级分为4级(表1-3)。

表1-3 气流受限严重程度的肺功能分级

肺功能分级	气流受限程度	FEV_1占预计值%
Ⅰ级	轻 度	≥80%
Ⅱ级	中 度	50%～79%
Ⅲ级	重 度	30%～49%
Ⅳ级	极重度	<30%

注:为吸入支气管舒张剂后的FEV_1值。

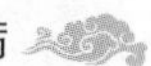

1.3.3　急性加重风险评估

上一年发生≥2次急性加重史者，或上一年因急性加重住院1次，预示以后频繁发生急性加重的风险大。

1.3.4　慢阻肺的综合评估

临床医生要通过对患者的症状评估、肺功能分级和急性加重的风险来进行综合评估(图1-1，表1-4)，实施慢阻肺的疾病管理。目前临床上选用mMRC分级或CAT评分法之一作为症状评估方法，mMRC分级≥2级或CAT评分≥10分均表明症状较重。临床上评估慢阻肺急性加重风险也有2种方法：① 常用者为气流受限分级的肺功能评估法，气流受限分级Ⅲ级或Ⅳ级表明具有高风险；② 根据患者急性加重的病史进行判断，在过去1年中急性加重次数≥2次或上一年因急性加重住院≥1次，表明具有高风险。当肺功能评估得出的风险分类与急性加重史获得的结果不一致时，应就高不就低。

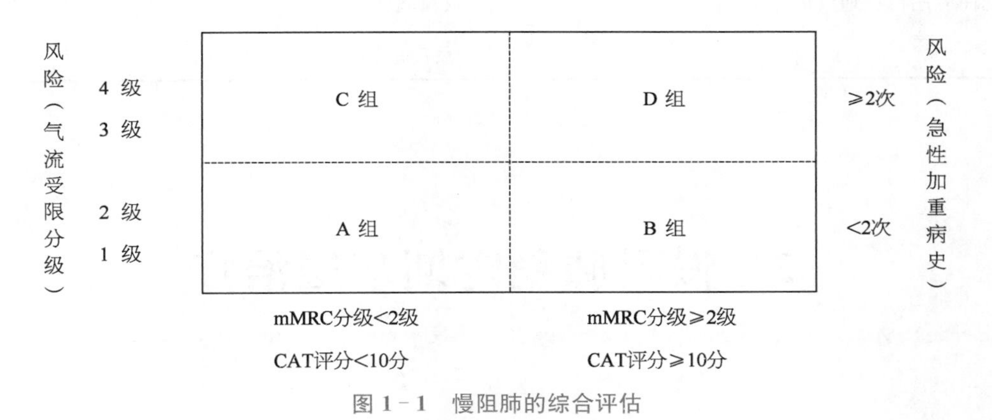

图1-1　慢阻肺的综合评估

注：mMRC，英国医学研究委员会呼吸问卷；CAT，慢阻肺评估测试。

表1-4　慢阻肺的综合评估

组　别	特　征		肺功能分级(级)	急性加重(次/年)	呼吸困难分级(级)	CAT评分(分)
	风　险	症　状				
A组	低	少	Ⅰ～Ⅱ	<2	<2	<10
B组	低	多	Ⅰ～Ⅱ	<2	≥2	≥10
C组	高	少	Ⅲ～Ⅳ	≥2	<2	<10
D组	高	多	Ⅲ～Ⅳ	≥2	≥2	≥10

1.4　慢阻肺急性加重期的评估

慢阻肺出现急性加重后应该与患者加重前的病程、症状、体征、肺功能测定、动脉血气分析及其他实验室检查指标进行比较，以判断慢阻肺急性加重期的严重程度(表1-5)，其严重程度分为三级：Ⅰ级，门诊治疗；Ⅱ级，普通病房住院治疗；Ⅲ级，入住ICU治疗(急性呼吸衰竭)。

表1-5　慢阻肺急性加重期的评估：病史和体征

病　史	体　征
FEV_1 的严重程度	辅助呼吸肌参与呼吸运动
病情加重或新症状出现的时间	胸腹矛盾运动
既往加重次数(急性加重，住院)	进行性加重或新出现的中心性发绀
合并症	外周水肿
目前稳定期的治疗方案	血液动力学不稳定
既往应用机械通气的资料	右心衰竭征象
	反应迟钝

2　慢阻肺稳定期基层治疗

2.1　稳定期的西医治疗

慢阻肺稳定期主要是减轻症状、提高运动耐量和改善健康状况；降低未来风险，包括防止疾病进展，减少急性加重和病死率。

2.1.1　加强慢阻肺患者教育和管理

通过教育和管理可以提高患者和有关人员对慢阻肺的认识及自身处理疾病的能力，更好地配合管理，加强预防措施，减少反复加重，维持病情稳定，提高生活质量。

2.1.2　控制职业性或环境污染

戒烟；避免或防止吸入粉尘、烟雾及有害气体。

2.1.3　药物治疗

用于预防和控制症状，减少急性加重的频率和严重程度，提高运动耐力和改善生命质量(表1-6)。

 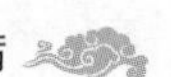

表 1-6　慢阻肺稳定期起始治疗药物推荐方案

组别	首选方案	次选方案	替代方案
A组	SAMA(需要时)或 SABA(需要时)	LAMA 或 LABA 或 SAMA 和 SABA	茶碱
B组	LAMA 或 LABA	LAMA 和 LABA	SABA 和(或)SAMA 茶碱
C组	ICS+LABA 或 LAMA	LAMA 和 LABA	PDE-4 抑制剂 SABA 和(或)SAMA 茶碱
D组	ICS+LABA 或 LAMA	ICS 和 LAMA 或 ICS+LABA 和 LAMA 或 ICS+LABA 和 PDE-4 抑制剂 或 LAMA 和 LABA 或 LAMA 和 PDE-4 抑制剂	羧甲司坦 SABA 和(或)SAMA 茶碱

注：SAMA，短效抗胆碱药；SABA，短效 β_2 受体激动剂；LAMA，长效抗胆碱药；LABA，长效 β_2 受体激动剂；ICS，吸入激素；PDE-4，磷酸二酯酶-4；替代方案中的药物可单独应用或与首选方案和次选方案中的药物联合应用；各栏中药物并非按照优先顺序排序。

2.1.4　氧疗

长期氧疗的目的是使患者在海平面水平静息状态下达到 $PaO_2 \geqslant 60$ mmHg 和(或)使 SaO_2 升至 90%，这样才可保证周围组织的氧气供应，维持重要器官的功能。慢阻肺稳定期患者进行长期家庭氧疗，可以提高慢性呼吸衰竭患者的生存率，对血液动力学、血液学改变、运动能力、肺生理和精神状态都会产生有益的影响。长期家庭氧疗应在极重度慢阻肺患者中应用，具体指征：① $PaO_2 \leqslant 55$ mmHg 或 $SaO_2 \leqslant 88\%$，有或无高碳酸血症；② PaO_2 为 55～60 mmHg 或 $SaO_2 < 89\%$，并有肺动脉高压、心力衰竭水肿或红细胞增多症(血细胞比容>0.55)。长期家庭氧疗一般是经鼻导管吸入氧气，流量 1.0～2.0 L/min，每日吸氧持续时间>15 h。

2.1.5　通气支持

无创通气广泛用于极重度慢阻肺稳定期 C 组、D 组患者。

2.1.6　康复治疗

帮助慢阻肺患者咳嗽、进行缩唇呼吸、步行、登楼梯、踏车、腹式呼吸等锻炼。对进行性气流受限、严重呼吸困难而很少活动的慢阻肺患者，可以改善其活动能力，提高生命质量。

2.1.7　疫苗

若无禁忌证，流行性感冒(流感)疫苗可以减低慢阻肺患者的严重程度和病死率，建议每年接种 1 次(秋季)或 2 次(秋、冬季)。

流感疫苗接种注意事项：

(1) 流感疫苗接种部位为上臂三角肌肌内或皮下注射，严禁静脉注射。剂量为

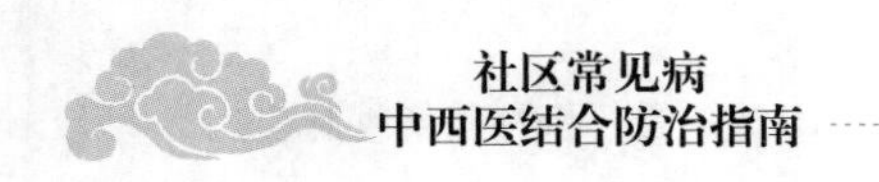

0.5 ml/剂。

(2) 疫苗应于2～8℃避光保存和运输，严禁冻结。接种前将疫苗从冷藏容器内取出，冷藏容器内的冰排溶化后，应及时更换。

(3) 疫苗必须在有效期内使用。注射前要充分摇匀。

(4) 接种时用75%乙醇由内向外螺旋式对接种部位皮肤进行消毒，涂擦直径≥5 cm，待晾干后立即接种。

(5) 在接种点、接种室/台设置醒目的疫苗接种标记。

(6) 接种点应备有1∶1 000肾上腺素等急救药品，供急救使用。

(7) 注射器等相关废弃物应按规定及时回收并销毁。

流感疫苗接种禁忌证：

凡具有下列情形者不予接种：

(1) 疫苗生产厂家的说明书中明确列出的禁忌证。

(2) 对鸡蛋过敏或严重过敏体质者严禁接种。

(3) 有急性临床症状，如发热、急性感染等患者严禁接种。

(4) 晚期癌症患者、心肺功能衰竭者、孕产妇等慎用。

(5) 曾患格林巴利综合征者严禁接种。

(6) 除上述现象外，凡健康状况不佳者、禁忌证不易掌握者慎用或咨询医生后再行接种。

2.2 稳定期的中医治疗

2.2.1 *辨证论治*

【肺气虚】

症候：① 咳嗽或喘息、气短，动则加重；② 神疲、乏力，或自汗；③ 恶风，易感冒；④ 舌质淡、苔白，或脉沉细或细弱。具备其中3项症候即为肺气虚证。

治法：补肺益气。

方药：人参胡桃汤合人参养肺丸加减。党参，黄芪，白术，核桃仁，百部，川贝母，杏仁，厚朴，紫苏子，地龙，陈皮，桔梗，炙甘草。

中成药：玉屏风颗粒☆◆[①]，黄芪冲剂◆。

【肺脾气虚】

症候：① 咳嗽或喘息、气短，动则加重；② 神疲、乏力或自汗，动则加重；③ 恶风，易感冒；④ 纳呆或食少；⑤ 胃脘胀满或腹胀或便溏；⑥ 舌体胖大或有齿痕，舌苔薄白或白腻，脉沉细或沉缓或细弱。具备①、②、③中的2项，加④、⑤、⑥中的2项即为肺脾气虚证。

---

① 注：☆为国家基本药品目录(基层医疗卫生机构配备使用部分)(2009版)，◆为《慢性阻塞性肺疾病中医诊疗指南(2011版)》推荐。

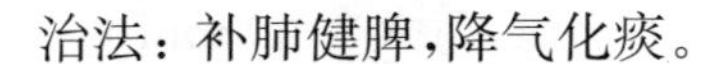

治法：补肺健脾，降气化痰。

方药：六君子汤合黄芪补中汤加减。党参，黄芪，白术，茯苓，杏仁，川贝母，地龙，厚朴，紫菀，紫苏子，淫羊藿，陈皮，炙甘草。

中成药：玉屏风颗粒☆◆，金咳息胶囊◆。

【肺肾气虚】

症候：① 喘息，气短，动则加重；② 乏力，或自汗，动则加重；③ 易感冒，恶风；④ 腰膝酸软；⑤ 耳鸣，头昏或面目虚浮；⑥ 小便频数、夜尿多，或咳而遗溺；⑦ 舌质淡、舌苔白，脉沉细或细弱。具备①、②、③中的 2 项，加④、⑤、⑥、⑦中的 2 项即为肺肾气虚证。

治法：补肾益肺，纳气定喘。

方药：人参补肺饮加减。人参，黄芪，枸杞子，山茱萸，五味子，淫羊藿，浙贝母，紫苏子，赤芍，地龙，陈皮，炙甘草。

中成药：金水宝胶囊★①，固本咳喘片★，固肾定喘丸◆，固本咳喘胶囊◆，百令胶囊◆，气虚甚而肾阳虚者，右归丸★◆。

【肺肾气阴两虚】

症候：① 喘息、气短，动则加重；② 自汗或乏力，动则加重；③ 易感冒；④ 腰膝酸软；⑤ 耳鸣，头昏或头晕；⑥ 干咳或少痰、咯痰不爽；⑦ 盗汗；⑧ 手足心热；⑨ 舌质淡或红，舌苔薄少或花剥，脉沉细或细弱或细数。具备①、②、③中 2 项，加④、⑤中的 1 项，加⑥、⑦、⑧、⑨中的 2 项即为肺肾气阴两虚。

治法：补肺滋肾，纳气定喘。

方药：保元汤合人参补肺汤加减。人参，黄芪，黄精，熟地黄，枸杞子，麦冬，五味子，肉桂（后下），紫苏子，浙贝母，牡丹皮，地龙，百部，陈皮，炙甘草。

中成药：生脉饮☆，金水宝胶囊★，百令胶囊◆。偏肺阴虚而有燥热者，养阴清肺丸☆◆；偏肺肾阴虚者，百合固金丸◆、麦味地黄丸◆；偏肺肾阴虚而内热咳喘者，蛤蚧定喘丸☆◆；偏肾阴虚者，左归丸★◆。

2.2.2　针灸、耳穴治疗

【针刺】

穴位选择：取穴为肺俞、大椎、风门。咳甚者，配尺泽、太渊；痰多者，配足三里、中脘；体虚易感冒者，配足三里；肾虚者，配肾俞、关元、太溪；心悸者，配心俞、内关。

操作方法：采用提插捻转相结合手法，得气后留针 30 min，每隔 10 min 行针 1 次。肺俞、风门、心俞，注意不可深刺，以防造成气胸，一般斜刺 0.5～0.8 寸。

疗程：隔日针刺 1 次，10 次为 1 个疗程。

【艾灸】

穴位选择：气虚、阳虚者，宜灸或针灸并用，取穴为肺俞、大椎、风门。

① 注：★为上海市基层医疗卫生机构增补药物目录（2010 版）。

操作方法：以艾条温和灸为主，在留针期间或起针之后进行，每穴灸 10 min。

疗程：隔日艾灸 1 次，10 次为 1 个疗程。

【耳穴】

穴位选择：取穴为肺、脾、肾、气管、三焦、神门。每次取一侧耳穴，两耳轮换。

操作方法：患者坐位，或以患者舒适、医者便于操作的治疗体位为宜。按耳穴探测方法选定穴位，并按压片刻，以压痕作为贴压时的标记，局部常规消毒。一手固定耳郭，另一手持血管钳或镊子夹取已粘有王不留行籽或磁珠的胶贴，对准选好的耳穴贴压，然后稍加压力按压 1～2 min。对老幼及体弱患者宜用轻刺激，急性病或实证宜用强刺激，一般则用中等强度刺激，贴压后使耳郭发热、发胀，或有放射感。

疗程：贴压期间，嘱患者每日自行按压 3～5 次。10 日为 1 个疗程。

2.2.3　穴位敷贴

适应证：慢阻肺稳定期肺气虚、肺脾气虚、肺肾气虚者。

敷贴药物：选用辛温走窜、通经活络、刺激发泡的药物，如白芥子、延胡索、细辛、甘遂、麻黄、生姜汁、丁桂散等。

饼剂制备：将白芥子、延胡索、甘遂、细辛、麻黄按一定比例磨成粉末，过 80～100 目筛，混合均匀后，加入新鲜生姜汁调和，做成直径 2 cm 厚度 1 cm 的圆饼，洒上少量丁桂散备用。

水煎剂制备：将白芥子、延胡索、甘遂、细辛、麻黄按一定比例，浓煎 1 剂，量约 150 ml，供离子导入用。

敷贴穴位：取穴为定喘、肺俞、膏肓、大椎、天突。

贴法：患者坐位，或以患者舒适、医者便于操作的治疗体位为宜。选定穴位，局部常规消毒。将已制备好的药饼直接贴压于穴位上，然后外覆医用胶布固定；或先将药饼置于医用胶布粘面正中，再对准穴位粘贴固定。

敷法：患者坐位或俯卧位。选定穴位，局部常规消毒。将已制备好的药物水煎剂约 150 ml，将纱布浸湿（温热，避免烫伤）后敷于穴位上，然后外覆医用胶布固定。

敷贴时间：以敷贴者能够耐受为度，成人每次敷贴时间不超过 4～6 h。

敷贴疗程：夏季三伏天最佳，1 周 3 次，三伏天为 1 个疗程。也可于慢阻肺稳定期任何季节。

敷贴治疗常联合直流电离子、中频电离子、微波药物导入，时间 15～20 min。

2.2.4　拔罐

穴位选择：取穴为大椎、肺俞、脾俞、肾俞。

操作方法：用玻璃罐或抽气罐在穴位处吸拔后，留罐 5～10 min。

拔罐疗程：隔日 1 次，10 次为 1 个疗程。

2.2.5　穴位埋线

适应证：慢阻肺稳定期患者。

穴位选择：取穴为丰隆、定喘、肺俞、肾俞、足三里，左右同时取穴。肺气虚者，配气

海、天突。肺脾气虚者，配脾俞、中脘。肺肾气虚者，配关元、膏肓。肺肾气阴两虚者，配三阴交、阴陵泉。

操作：采用套管针埋线法。患者坐位，或以患者舒适、医者便于操作的治疗体位为宜。选定穴位，由助手常规消毒。医者戴消毒手套，将一段适当长度的可吸收缝医用合线，放入一次性埋线针针管的前端，后接针芯，一手持埋线针，另一手固定穴位，将针快速刺入皮下，然后向下慢慢进针，深度基本同针刺深度，得气后，边推针芯，边退针管，将线体植入穴位的皮下组织或肌肉内，出针后，立即用干棉棒压迫针孔片刻，并敷医用胶贴，固定1日。

埋线疗程：2周1次，12周为1个疗程。

2.2.6　中医膏方

建议有条件的患者在冬至前，由经验丰富的中医师给予膏方调治。

服用方法：1次1汤匙，早、晚各服1次。或袋装，早晚各服1袋。

疗程：从冬至前后起开始服用，一般疗程2个月左右，立春前结束。

2.2.7　传统功法

功法选择："六字诀""太极拳""八段锦""易筋经"等中国传统功法，或者各级医院自创的肺康复锻炼的功法拳操。

练习时间：每日上午、下午各1次，每次持续30 min。

3　慢阻肺急性加重期治疗

当患者急诊就诊时要首先进行氧疗并判断是否为致命的急性加重。如果判断为致命的急性加重，患者应尽快收住ICU治疗。如果不是致命的AECOPD，患者可急诊或普通病房住院治疗。对于慢阻肺急性加重期患者，是否出现辅助呼吸肌参与呼吸运动，胸腹矛盾呼吸、发绀、下肢水肿、右心衰竭、血液动力学不稳定等征象有助于判定AECOPD的严重程度；对极重度慢阻肺患者，神志变化是病情恶化的最重要指标，一旦出现需立即送医院或转上级医院救治。

3.1　西医门诊治疗

主要治疗原则：根据患者的临床症状、体征、血气分析和胸部影像学等指标评估病情的严重程度，采取相应的治疗措施(见表1－7)。

表 1-7 慢阻肺急性加重期门诊治疗推荐方案

患者教育	检查吸入技术，考虑应用储雾罐装置
支气管扩张剂	SABA 和(或)SAMA，可考虑加用 LAMA 和(或)LABA；茶碱
糖皮质激素	OCS(泼尼松)30～40 mg，口服，10～14 日；考虑使用 ICS
抗菌药物	按照患者痰液特征的改变，开始抗菌药物治疗；应该根据当地细菌耐药的情况选用
抗菌药物治疗指征	① 在慢阻肺急性加重时，以下三种症状同时出现：呼吸困难加重，痰量增加和痰液变脓；② 患者仅出现以上三种症状中的两种但包括痰液变脓；③ 严重的急性加重，需要有创或无创机械通气

注：SABA，短效 β_2 受体激动剂；SAMA，短效抗胆碱药；LAMA，长效抗胆碱药；LABA，长效 β_2 受体激动剂；OCS，口服糖皮质激素；ICS，吸入糖皮质激素。

3.2 中医门诊治疗

【风寒袭肺】

症候：① 咳嗽或喘息，咳痰白、清稀；② 发热、恶寒、无汗，或肢体酸痛；③ 鼻塞、流清涕；④ 舌苔白，或脉浮，或浮紧。具备①、②2 项，加③、④中的 1 项即为风寒袭肺证。

治法：宣肺散寒，止咳平喘。

方药：三拗汤合止嗽散加减。(炙)麻黄，杏仁，荆芥，紫苏叶，白前，百部，桔梗，枳壳，陈皮，炙甘草。

中成药：通宣理肺丸☆◆(颗粒☆、胶囊☆、片☆)，杏苏止咳颗粒◆，感冒疏风颗粒◆。

【外寒内饮】

症候：① 咳嗽或喘息；② 恶寒、无汗，或鼻塞、流清涕，或肢体酸痛；③ 痰白稀薄或兼泡沫、痰易咯出；④ 喉中痰鸣；⑤ 胸闷甚至气逆不能平卧；⑥ 舌苔白滑，或脉弦紧或浮弦紧。具备①、②2 项，加③、④、⑤、⑥中的 2 项，即为外寒内饮证。

治法：疏风散寒，温肺化饮。

方药：小青龙汤合半夏厚朴汤加减。(炙)麻黄，桂枝，干姜，白芍，细辛，法半夏，五味子，紫苏子，杏仁，厚朴，炙甘草。

中成药：小青龙颗粒★◆、小青龙合剂★、风寒咳嗽颗粒(冲剂)◆。

【痰热壅肺】

症候：① 咳嗽或喘息气急；② 痰多色黄或白黏，咯痰不爽；③ 发热或口渴喜冷饮；④ 大便干结；⑤ 舌质红、舌苔黄或黄腻，脉数或滑数。具备①、②2 项，加③、④、⑤中的 2 项，即为痰热壅肺证。

治法：清肺化痰，降逆平喘。

方药：清气化痰丸合贝母瓜蒌散加减。(全)瓜蒌，(清)半夏，浙贝母，栀子，桑白皮，黄芩，杏仁，鱼腥草，麦冬，陈皮。

中成药：蛇胆川贝液☆◆，贝羚胶囊★，金荞麦片★，十味龙胆花颗粒★，清肺消炎丸◆，

痰热清注射液◆。

【痰湿阻肺】

症候：① 咳嗽或喘息、气短；② 痰多、白黏或呈泡沫状；③ 胃脘痞满；④ 口黏腻，纳呆或食少；⑤ 舌苔白腻，脉滑或弦滑。具备①、②2项，加③、④、⑤中的2项，即为痰湿阻肺证。

治法：燥湿化痰，宣降肺气。

方药：半夏厚朴汤合三子养亲汤加减。法半夏，厚朴，陈皮，薤白，茯苓，枳壳，白芥子，紫苏子，莱菔子，草豆蔻，生姜。

中成药：半夏糖浆★，桂龙咳喘宁◆，苓桂咳喘宁胶囊◆，苏子降气丸◆。

3.3　转上级医院或住院治疗的指征

① 症状显著加剧，如突然出现的静息状况下呼吸困难；② 重度慢阻肺；③ 出现新的体征或原有体征加重（如发绀、神志改变、外周水肿）；④ 有严重的合并症（如心力衰竭或新出现的心律失常）；⑤ 初始药物治疗急性加重失败；⑥ 高龄患者；⑦ 诊断不明确；⑧ 院外治疗无效或医疗条件欠佳。

参考文献

[1] GOLD Executive Committee. Global strategy for the diagnosis, management, and prevention of chronic obstructive pulmonary disease(Updated 2014)[EB/OL]. [2014-02-07]. http://www.goldcopd.org/.

[2] 中华医学会呼吸病学分会慢性阻塞性肺疾病学组. 慢性阻塞性肺疾病诊治指南(2013年修订版)[J]. 中华结核和呼吸杂志，2013，36(4)：1-10.

[3] 慢性阻塞性肺疾病急性加重(AECOPD)诊治专家组. 慢性阻塞性肺疾病急性加重(AECOPD)诊治中国专家共识(2014年修订版)[J]. 国际呼吸杂志，2014，34(1)：1-11.

[4] 中华中医药学会内科分会肺系病专业委员会. 慢性阻塞性肺疾病中医诊疗指南(2011版)[J]. 中医杂志，2012，53(1)：80-84.

[5] 中华中医药学会内科分会肺系病专业委员会. 慢性阻塞性肺疾病中医证候诊断标准(2011版)[J]. 中医杂志，2012，53(2)：177-178.

[6] 中华人民共和国国家质量监督检验检疫总局，中国国家标准化管理委员会. 中华人民共和国国家标准(GB/T21709.-2008)针灸技术操作规范[S]. 北京：中国标准出版社，2008.

[7] 中华中医药学会. 中医养生保健技术操作规范·穴位贴敷(ZYYXH/T176-2010)[M]. 北京：中国中医药出版社，2010.

4 附

4.1 慢阻肺基层诊疗流程图

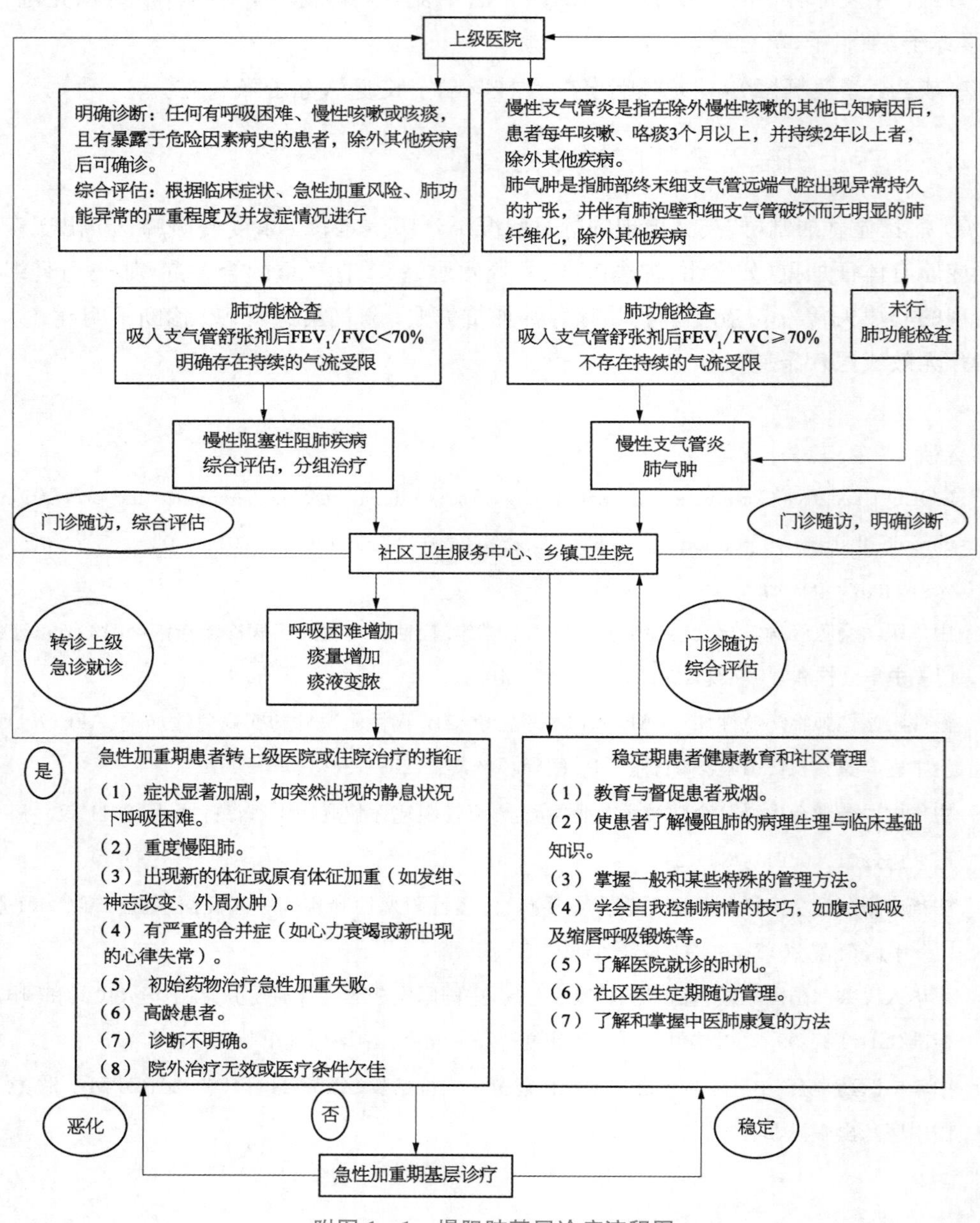

附图 1-1　慢阻肺基层诊疗流程图

4.2　慢阻肺稳定期基层诊疗流程图

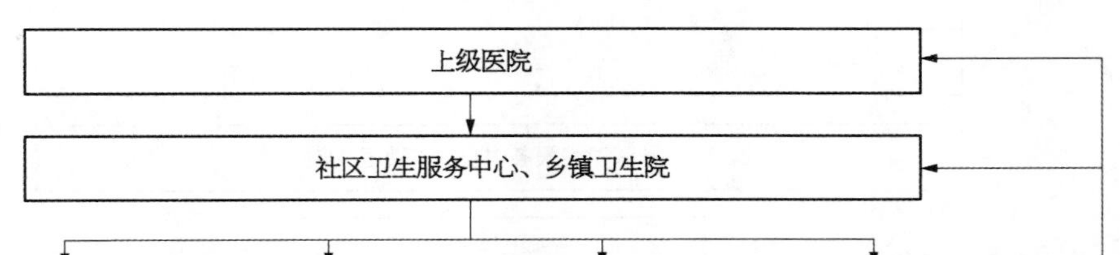

肺气虚	肺脾气虚	肺肾气虚	肺肾气阴两虚
方药：人参胡桃汤合人参养肺丸。中成药：玉屏风颗粒☆◆，黄芪冲剂◆	方药：六君子汤合黄芪补中汤。中成药：玉屏风颗粒☆◆，金咳息胶囊◆	方药：人参补肺饮。中成药：右归丸★◆，金水宝胶囊★，固本咳喘片★，固肾定喘丸◆，固本咳喘胶囊◆，百令胶囊◆	方药：保元汤合人参补肺汤。中成药：养阴清肺丸☆◆，蛤蚧定喘丸☆◆，左归丸★◆，生脉饮☆，金水宝胶囊★，百令胶囊◆，百合固金丸◆、麦味地黄丸◆

针灸治疗：取穴为肺俞、大椎、风门等，气虚、阳虚者，宜灸或针灸并用。
针刺疗程：每次留针30 min，每隔10 min行针1次，隔日针刺1次，10次为1个疗程。
灸法疗程：每穴灸10 min，隔日艾灸1次，10次为1个疗程。
耳穴：取穴为肺、脾、肾、气管、三焦、神门。每次取一侧耳穴，两耳轮换。贴压期间，嘱患者每日自行按压3~5次，10日为1个疗程

穴位敷贴：取穴为定喘、肺俞、膏肓、大椎、天突。
药物：白芥子、延胡索、炙甘遂、细辛、麻黄按一定比例，或磨成粉末，加入生姜汁调和，做成直径2 cm厚度1 cm的圆饼，洒上少量丁桂散；或浓煎1剂，量约150 ml。
疗程：以夏季三伏天最佳。每次不超过4~6 h，1周3次，三伏天为1个疗程，也可于慢阻肺稳定期任何季节。常联合直流电离子、中频、微波等，时间15~20 min

拔罐：取穴为大椎、肺俞、脾俞、肾俞。
疗程：用玻璃罐或抽气罐在穴位处吸拔后，留罐5~10 min。隔日1次，10次为1个疗程

穴位埋线：取穴为丰隆、定喘、肺俞、肾俞、足三里，左右同时取穴。
疗程：2周1次，12周为1个疗程

中医膏方：从冬至日起开始服用，或至立春前结束，以冬季三九天最佳，也可于慢阻肺稳定期任何季节

传统功法：“六字诀”“太极拳”“八段锦”“易筋经”等，或自创功法和拳操。
练习时间：每日上午、下午各1次，每次持续30 min。
适用于慢阻肺稳定期

门诊随访，综合评估

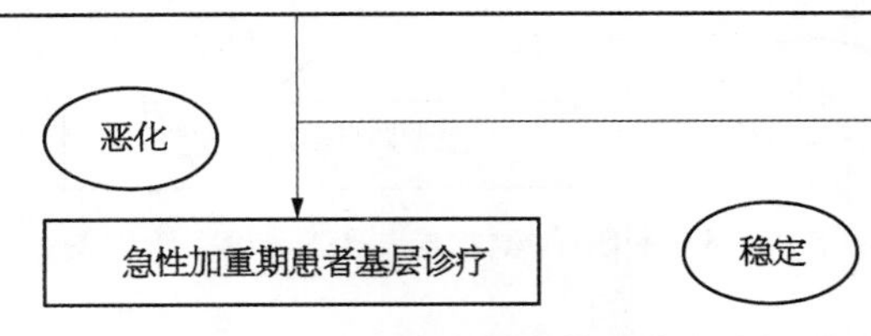

附图 1－2　慢阻肺稳定期基层诊疗流程图

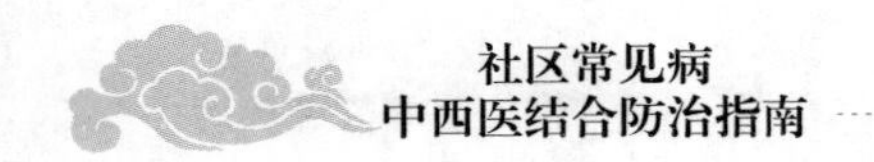

4.3 慢阻肺急性加重期基层诊疗流程图

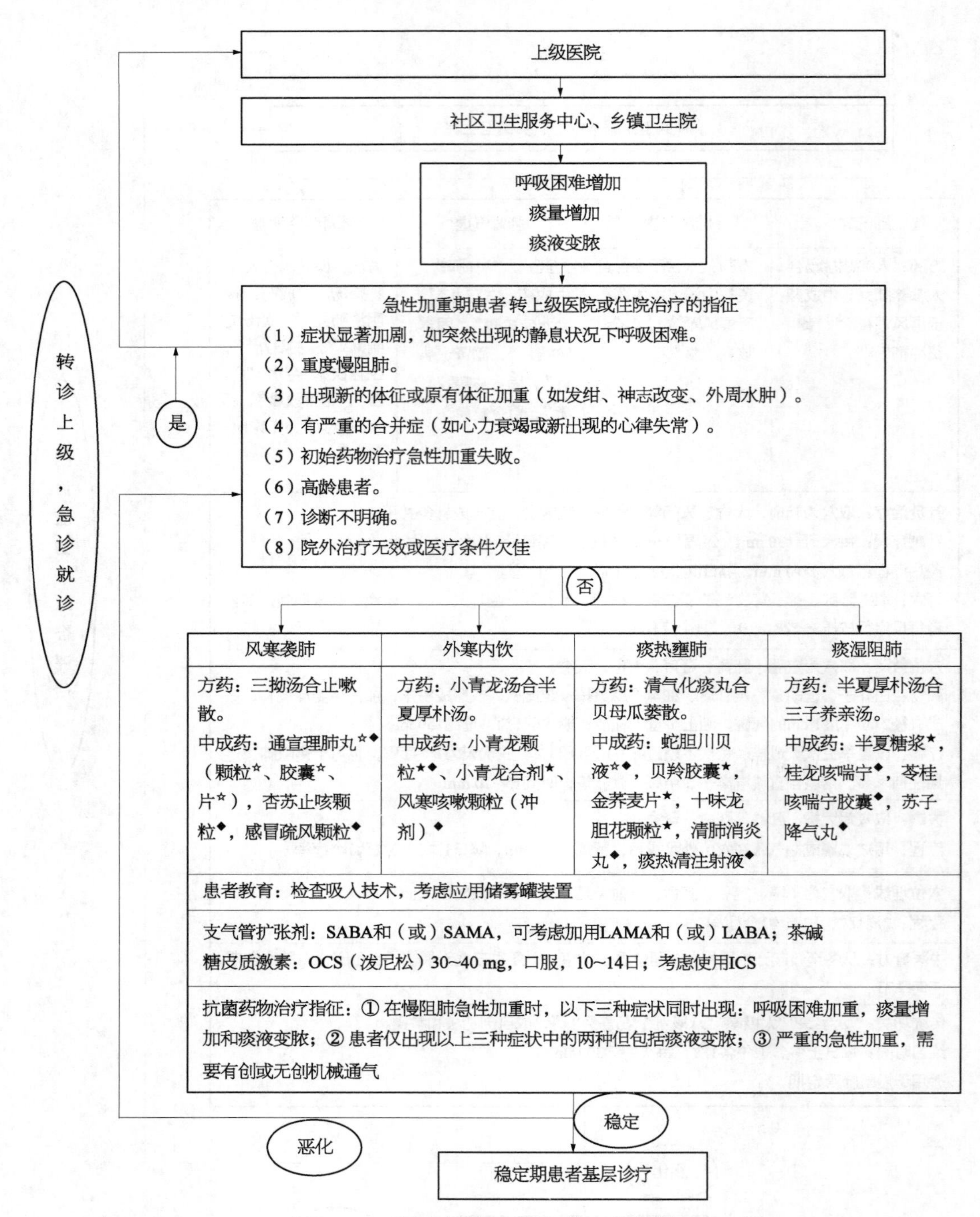

附图 1-3 慢阻肺急性加重期基层诊疗流程图

 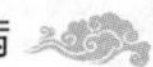

4.4　慢阻肺稳定期基层治疗药物推荐方案

附表 1－1　慢阻肺稳定期基层治疗药物推荐方案

组别	首选方案	次选方案	替代方案
A 组	异丙托溴铵(需要时) 或沙丁胺醇(需要时)	噻托溴铵 或沙美特罗 或福莫特罗 或异丙托溴铵＋沙丁胺醇	茶碱
B 组	噻托溴铵 或沙美特罗 或福莫特罗	噻托溴铵＋沙美特罗 或噻托溴铵＋福莫特罗	沙丁胺醇或异丙托溴铵 沙丁胺醇＋异丙托溴铵 茶碱
C 组	氟替卡松＋沙美特罗 或布地奈德＋福莫特罗 或噻托溴铵	噻托溴铵＋沙美特罗 或噻托溴铵＋福莫特罗	沙丁胺醇或异丙托溴铵 沙丁胺醇＋异丙托溴铵 茶碱
D 组	氟替卡松＋沙美特罗 或布地奈德＋福莫特罗 或噻托溴铵	氟替卡松＋噻托溴铵 或布地奈德＋噻托溴铵 或氟替卡松＋沙美特罗＋噻托溴铵 或布地奈德＋福莫特罗＋噻托溴铵	羧甲司坦 沙丁胺醇或异丙托溴铵 沙丁胺醇＋异丙托溴铵 茶碱

注：替代方案中的药物可单独应用或与首选方案和次选方案中的药物联合应用；各栏中药物并非按照优先顺序排序；除茶碱、羧甲司坦为口服制剂外，其余药物均为吸入制剂。

第二章

社区获得性肺炎

编写小组

组　长　熊旭东

执笔人　熊旭东　谢　芳　何　森　施　荣　汪海慧　陈　乾

副组长　李越华　姜洪斌　胡祖鹏　钱义明　蒋锦琪

组　员　（以姓氏笔画为序）

丁　燕　王　倩　刘　旸　闫国良　杜郁华　李　剑　李淑芳
何　森　汪海慧　张燕琼　张燕婷　陈　浩　陈　乾　陈文文
郑敏宇　赵　金　俞正娟　施　荣　钱风华　郭保凤　程　芳
谢　芳

社区获得性肺炎(CAP)是指在医院外罹患的感染性肺实质(含肺泡壁,即广义上的肺间质)炎症,包括具有明确潜伏期的病原体感染而在入院后潜伏期内发病的肺炎。

社区获得性肺炎的病因繁多,以感染最为常见,如细菌、病毒、支原体、真菌、衣原体、立克次体等病原体均可引起。

本病根据其临床表现多属于“风温肺热病”范畴。主要病因病机为感受外邪,肺失宣肃和正气内虚,脏腑功能失调,病理产物积聚。

风热或风寒之邪侵犯机体,首先犯肺,引起肺的宣发肃降功能下降,出现咽痛、咳嗽、咳痰等症状。或肺本有伏热,外邪入侵,正气与之相搏,热、毒充斥于体内出现高热、口干、口渴等症;甚则出现神昏、出血等征象。

年老体弱或久病宿疾等原因引起机体正气虚损,脏腑功能失调,导致痰、湿、瘀等病理产物积聚。痰浊内生,复感外邪,上干于肺,肺气上逆,出现咳嗽、咳稀痰色白等;痰与热邪搏结,痰热壅盛,出现发热、咯黄稠痰等证候。痰热伤阴耗气,日久出现气阴两虚之证,见咳嗽、痰少、汗出、口干等。

总之,疾病初期病邪轻浅,病位在肺卫,表现为风热闭肺证。外邪袭肺,肺失清肃,或正气虚损,脏腑功能失调,痰湿内生,表现为痰浊阻肺证。外邪传里,或内有蕴热,邪正相争,肺气壅滞,出现痰热壅肺证。痰热伤阴耗气,日久出现气阴两虚之证。若病情难以控制,疾病进一步传变,逆传心包,或邪陷正脱,可表现神昏谵语、喘脱、厥脱等症。

为了进一步完善上海市基层社区中西医结合治疗社区获得性肺炎诊疗规范,促进中西医综合治疗社区获得性肺炎诊疗水平的提高,上海市中西医结合学会急救专业委员会组织专家成立了“社区获得性肺炎中西医综合治疗指南”编写小组。本指南总结近年来上海市各级医院中西医综合治疗社区获得性肺炎经验编制而成,以期能够为上海市基层社区中西医综合治疗社区获得性肺炎工作提供指导性意见。本指南适用于上海各社区卫生服务中心或乡镇卫生院的中医全科医师、全科医师,以及从事中西医结合的相关人员在基层社区中西医综合治疗社区获得性肺炎防治工作中进行规范诊疗。

1 诊　　断

1.1　CAP 的临床诊断依据

社区获得性肺炎的诊断依据以下 1～4 项中任何 1 项加第 5 项，并除外肺结核、肺部肿瘤、非感染性肺间质性疾病、肺水肿、肺不张、肺栓塞、肺嗜酸性粒细胞浸润症及肺血管炎等后，可建立临床诊断。

(1) 新近出现的咳嗽、咳痰，或原有呼吸道疾病症状加重，并出现脓性痰；伴或不伴胸痛。

(2) 发热。

(3) 肺实变体征和(或)闻及湿性啰音。

(4) WBC＞10×10^9/L 或＜4×10^9/L，伴或不伴核左移。

(5) 胸部 X 线检查显示片状、斑片状浸润性阴影或间质性改变，伴或不伴胸腔积液。

目前，胸部 CT 已普遍应用，胸部 CT 平扫可显示片状、斑片状浸润阴影或间质性改变，伴或不伴有胸腔积液。

基层医院社区获得性肺炎的治疗对象主要为轻、中度患者，治疗中需严密观察病情，当进展为重症肺炎时，需及时转上级医院或住院及 ICU 治疗。

1.2　CAP 的病原学诊断

目前，CAP 最常见的病原体为肺炎链球菌，其次为流感嗜血杆菌和肺炎克雷伯菌，其他非典型病原体也有逐年上升的趋势，目前病毒性肺炎中以甲流和禽流感导致的肺炎越来越受到重视。

1.3　鉴别诊断

需与肺结核、肺癌、急性肺脓肿、非感染性肺部浸润等疾病相鉴别。

1.4　综合评估

1.4.1　肺炎严重程度(PSI)评分

PSI 包括年龄、性别、护理机构人员、肿瘤、肝脏疾病、充血性心力衰竭、脑血管疾病、肾脏疾病、精神状态改变、呼吸频率≥30 次/min、收缩压＜90 mmHg、体温＜35℃或≥40℃、脉搏≥125 次/min、动脉血气分析 pH＜7.35、血尿素氮≥11 mmol/L、血钠＜130 mmol/L、血糖≥14.0 mmol/L、血细胞比容＜30%、PO_2＜60 mmHg 和胸腔积液 20 个参数。年龄加上其余 19 个参数(评分从 10 分到 30 分不等)算出总分(女性患者减去 10

分)。总分<50、51~70、71~90、91~130和>130分别为Ⅰ级、Ⅱ级、Ⅲ级、Ⅳ级和Ⅴ级。

Ⅰ级：不符合下列任何一项者。

年龄>50岁；

合并肿瘤疾病、充血性心衰、脑血管病、肾脏病或肝脏病病史；

有意识状态改变、脉率>125次/min，呼吸≥30次/min，收缩压<90 mmHg，或体温≤35℃或≥40℃。

Ⅱ~Ⅴ级需要在PSI评分的基础上进行分级(表2-1，表2-2)。

表2-1 PSI评分表

项目		分值
年龄	男性	年龄数
	女性	年龄数－10
合并症	肿瘤	+30
	肝病	+20
	充血性心力衰竭	+10
	脑血管病	+10
	肾病	+10
查体	神志状态改变	+20
	呼吸次数≥30次/min	+20
	收缩压<90 mmHg	+20
	体温≤35℃或≥40℃	+15
	脉搏≥125次/min	+10
检查指标	动脉血pH<7.35	+30
	血尿素氮≥11 mmol/L	+20
	血钠<130 mmol/L	+10
	血糖≥14 mmol/L	+10
	HCT<30%	+10
	PO_2<60 mmHg或氧饱和<90%	+10
	胸腔积液	+10

表2-2 PSI分级表

危险分级	评分	死亡率
Ⅰ	不需要评分	0.1%
Ⅱ	≤70	0.6%
Ⅲ	71~90	0.9%
Ⅳ	91~130	9.3%
Ⅴ	>130	27%

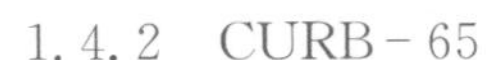

1.4.2　CURB－65

CURB－65评分包括意识改变(confusion, C),血尿素氮(blood urea nitrogen, BUN)＞7 mmol/L,呼吸频率(respiratory rate, R)＞30次/min,血压(blood pressure, B),收缩压＜90 mmHg或舒张压＜60 mmHg,年龄＞65岁。每符合一条为1分,总分从0分到5分(见表2－3)。

表2－3　社区获得性肺炎CURB－65和CRB－65病情评分

临床指标	分值
意识障碍	1
血尿素氮＞7 mmol/L(19 mg/L)	1
呼吸频率≥30次/min	1
收缩压＜90 mmHg或舒张压≤60 mmHg	1
年龄≥65岁	1
总评分分值	5

CURB－65评分	死亡率(%)*	建议#
0	0.6	低危,院外治疗
1	2.7	
2	6.8	短期住院,或密切观察下院外治疗
3	14	重症肺炎,住院或ICU治疗
4或5	27.8	

CRB－65评分	死亡率(%)*	建议#
0	0.9	死亡危险极低,一般不需要住院
1	5.2	死亡危险增加,可考虑住院治疗
2	12	
3或4	31.2	高危,需要紧急住院治疗

注:CURB－65＝意识障碍,血尿素氮,呼吸频率,血压和年龄。
CRB－65＝意识障碍,呼吸频率,血压和年龄。CRB－65省略了血尿素氮结果,分值范围为0～4,适用于没有血液化验结果的情况下。
*:数据来自有效的研究结果。
#:与英国胸科学会指南一致,临床判断优于指南的建议。

PSI Ⅰ～Ⅲ级,CURB－65 0～1分或者无毒血症的患者归为低危组;CURB－65 2分,合并毒血症的患者归为中危组;PSI Ⅳ～Ⅴ级,CURB－65 3～5分,合并严重毒血症或者感染性休克的患者归为高危组。

基层治疗对象：PSI 评分Ⅰ～Ⅲ级，CURB－65 评分 0～1 分。

1.5　转院指征

(1) 当患者出现下列情况必须转上级医院进一步诊治：意识障碍，呼吸频率增快，>30 次/min，少尿，尿量<20 ml/h，或 80 ml/4 h，血压<90/60 mmHg，PaO_2<60 mmHg，氧合指数(PaO_2/FiO_2)<300。

(2) 综合评估 PSI 评分Ⅳ～Ⅴ级，CURB－65 评分 2～5 分。

2　社区获得性肺炎的基层治疗

2.1　西医治疗原则

抗感染治疗是社区获得性肺炎治疗的最关键环节。细菌性肺炎的抗菌治疗包括经验性治疗和抗病原体治疗。经验性治疗主要根据本地区、本单位的肺炎病原体流行病学资料，选择覆盖可能病原体的抗生素；抗病原体治疗根据呼吸道或肺组织标本的培养和药物敏感性试验结果，选择体外试验敏感的抗生素。此外，还应根据患者的年龄、有无基础疾病、是否有误吸和肺炎的严重程度等，选择抗生素及给药途径。不同人群的初始经验性抗感染治疗见表 2－4。

表 2－4　不同人群社区获得性肺炎初始经验性抗感染治疗

分　类	不同人群	常见病原体	初始经验性治疗的抗菌药物选择
门诊患者	无心肺基础疾病和附加危险因素患者	肺炎链球菌、肺炎支原体、肺炎衣原体(单独或复合感染)、流感嗜血杆菌等	新大环内酯类(阿奇霉素、克拉霉素等)、多西环素。预计肺炎链球菌耐药很少的地区仍可选用青霉素或第一代头孢菌素
	伴心肺基础疾病和(或)附加危险因素患者	肺炎链球菌、肺炎支原体、复合感染(细菌＋非典型病原体)、流感嗜血杆菌、肠道革兰阴性杆菌等。	推荐抗感染治疗为β-内酰胺类(口服第二、三代头孢菌素，高剂量阿莫西林，阿莫西林/克拉维酸，氨苄西林/舒巴坦，或头孢曲松、头孢噻肟)＋大环内酯类、多西环素，或呼吸喹诺酮类(左氧氟沙星、莫西沙星、加替沙星)单用
住院(普通病房)患者	无心肺基础疾病和附加危险因素患者	肺炎链球菌、肺炎支原体、肺炎衣原体(单独或复合感染)、流感嗜血杆菌等	静脉应用β-内酰胺类联合大环内酯类，或呼吸喹诺酮类

 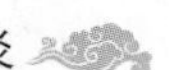

续 表

分 类	不同人群	常见病原体	初始经验性治疗的抗菌药物选择
住院(普通病房)患者	伴心肺基础疾病和(或)附加危险因素患者	肺炎链球菌、复合感染(细菌+非典型病原体)、流感嗜血杆菌、肺炎支原体、肺炎衣原体、厌氧菌、军团菌等	静脉应用β-内酰胺类(头孢噻肟、头孢曲松)或β-内酰胺类+酶抑制剂复方制剂,联合口服或静脉应用大环内酯类、多西环素或呼吸喹诺酮类

其他,肺炎支原体应用大环内酯类、四环素或喹诺酮类药物治疗有效;病毒性肺炎目前疗效较好的药物有:流感病毒早期可选用神经氨酸抑制剂(奥司他韦和扎那米韦)。疱疹病毒可选择阿昔洛韦和更昔洛韦;呼吸道合胞病毒可选用利巴韦林。

2.2 中医治疗方案

2.2.1 风热犯肺证

证型特点:身热,恶风,咳嗽频剧,气粗或咳声嗄哑,咽痛,咳痰不爽,伴有口渴,鼻塞流黄涕,头痛,舌红苔薄黄,脉浮数。

治法:疏风清热,宣肺止咳。

推荐方药:

(1) 风热侵犯肺卫轻证者,银翘散:金银花、连翘、荆芥穗、淡豆豉、桔梗、薄荷、芦根、竹叶、牛蒡子、生甘草。

随证加减:热势较甚者加黄芩、鱼腥草;咳嗽咯痰甚者,加瓜蒌、贝母;胸痛者加郁金、桃仁。

(2) 热毒炽盛证者,清瘟败毒饮:生石膏、生地、水牛角、黄连、栀子、桔梗、黄芩、知母、赤芍、玄参、连翘、生甘草、牡丹皮、竹叶。

随证加减:口干甚者加天花粉;胸痛者加郁金、桃仁;痰中带血者加白茅根、藕节。

推荐中药注射剂:热毒宁注射液(10 ml/支)☆[①]。

推荐口服中成药:银翘解毒丸(合剂、胶囊、片)☆★[②],双黄连合剂(胶囊、颗粒、片)☆★,疏风解毒胶囊☆。

2.2.2 痰热壅肺证

证型特点:咳嗽咳声气粗,痰多,质黏厚或稠黄,或喉中有痰声,胸胁胀满或伴咳时引痛,身热,面赤,口干,舌红苔黄腻,脉滑数。

治法:清热泻肺,豁痰止咳。

推荐方药:

(1) 外感风邪,邪热壅肺,身热不解,咳嗽喘逆,气急鼻煽,口渴,有汗或无汗者,麻杏

---

① 注:☆为国家基本药品目录(基层医疗卫生机构配备使用部分)(2009 版)。
② 注:★为上海市基层医疗卫生机构增补药物目录(2010 版)。

石甘汤：麻黄、生石膏、杏仁、炙甘草等。

随证加减：痰多色黄者，加芦根、桔梗、浙贝母、炙百部、款冬花；兼胸痛者，加丝瓜络、郁金、延胡索；喘甚者，加桑白皮、葶苈子；胃纳差者，加陈皮、半夏。

（2）热毒壅滞，痰瘀互结，身有微热，咳嗽痰多，甚则咳吐腥臭脓血，胸中隐隐作痛者，千金苇茎汤：芦根、生薏苡仁、冬瓜仁、桃仁等。

随证加减：咳吐黄脓痰者，加鱼腥草、枇杷叶、黄芩；兼胸痛者，加瓜蒌、薤白；热甚津伤者，加南沙参、天冬、麦冬；乏力，气短者，加太子参；咳嗽甚者，加蝉蜕、僵蚕；大便不通加杏仁。

亦可采用麻杏石甘汤合千金苇茎汤加减，配合西药治疗痰热壅肺型CAP，能够取得较好的临床愈显率。

推荐中药注射剂：喜炎平注射液☆，痰热清注射液☆。

推荐口服中成药：连花清瘟颗粒（胶囊、片）☆★，蛇胆川贝液（胶囊）☆★，清肺消炎丸☆，复方鲜竹沥口服液☆，贝羚胶囊☆，金荞麦片（胶囊）☆。

2.2.3　痰浊阻肺证

证型特点：咳嗽痰多，咳声重浊，晨起为甚，痰色白或带灰色，质黏腻或稠厚，伴胸闷气憋，腹胀，食少，大便时溏，舌淡白，苔白腻，脉濡滑。

治法：燥湿化痰，理气止咳。

推荐方药：

（1）咳嗽痰多，黏腻色白，咳吐不利，兼有呕恶、纳呆、口黏不渴者，二陈汤合三子养亲汤：炙半夏、陈皮、茯苓、甘草、苏子、白芥子、莱菔子。

随证加减：若患者咳痰较多，痰黏白如沫，畏寒者，可另加干姜、细辛、款冬花；喘甚者加射干、葶苈子；若兼见消化道症状如口黏、纳差、呕恶等，可另加苍术、生姜、厚朴。

（2）风寒外束，肺失宣降之喘急咳逆者，麻黄合三子养亲汤：炙麻黄、紫苏子、莱菔子、白芥子。

随证加减：若痰液黏稠不易咳出，胸闷者，可另加厚朴、半夏、茯苓；若痰液黏稠，口渴，身热心烦者，可另加桑白皮、黄芩、石膏。

推荐口服中成药：橘红痰咳液（膏、颗粒）☆，桂龙咳喘宁片（胶囊，颗粒）☆，苏子降气丸☆。

2.2.4　气阴两虚证

证候特点：咳嗽、无痰或少痰或咯痰不爽；气短、乏力，动则加重；口干、口渴。也常见：盗汗或自汗，手足心热，舌体瘦小、舌质红或淡，苔薄少或花剥，脉沉细或细数。

治法：益气养阴、润肺化痰。

推荐方药：

（1）生脉散合沙参麦冬汤：太子参、南沙参、麦冬、五味子、玉竹、桑叶、天花粉、炙甘草。

随证加减：咳嗽严重者，可加百部、炙枇杷叶、苦杏仁；低热不退者，可加银柴胡、白

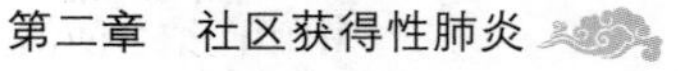

薇；痰多者加川贝母；失眠者加百合；纳差者加山药，口干甚者加石斛、地骨皮。

(2) 青蒿鳖甲汤：青蒿、鳖甲、生地、知母、牡丹皮。

随证加减：咳嗽甚者，可加炙枇杷叶、苦杏仁、五味子，伴有胸闷喘息者，可加苦杏仁、葶苈子、全瓜蒌；短气乏力者加太子参、玉竹；痰多者加紫菀、款冬花、浙贝母。

推荐口服中成药：百合固金口服液(丸、颗粒、片、胶囊)☆，养阴清肺丸(颗粒、口服液、糖浆)☆★，参贝北瓜膏☆，润肺膏☆。

2.3　其他中医疗法

在药物治疗同时可以配合中医其他疗法协助治疗，这些疗法中的取穴可参考表 2-5。

表 2-5　其他中医疗法取穴参考表

其他中医疗法	取　穴
针灸	取穴肺俞、尺泽、太渊、足三里。 随证配穴：风热闭肺配大椎、曲池、鱼际。痰热壅肺配膈俞、鱼际、内关，气阴两虚配膏肓、太溪、三阴交。 属实证者，上述诸穴均施以捻转泻法，虚证用平补平泻。每日 1 次，留针 20 min
耳穴贴压	主穴：取一侧的支气管区、肺区。配穴：取另一侧的缘中、皮质下区、胸椎上段、肾上腺区。主穴、配穴同时取用，两侧交替，每日 1 次
拔罐	辨证取穴：风热闭肺者取大椎、肺俞、风门、大抒；痰热壅肺者取肺俞、风门、大抒、脾抒、大肠俞；痰浊阻肺取肺俞、风门、大抒、脾抒、肾俞。左右配对法取穴。每日 1 次，留罐 10～15 min，连续 10 日
刮痧	风热闭肺证取穴大椎、曲池、尺泽、肺俞。刮拭顺序：先刮颈项部大椎，后刮上肢外侧曲池、合谷，再刮上肢内侧尺泽、少商，最后刮背部肺俞。刮拭方法采用泻法。 痰浊阻肺取穴太渊、太白、肺俞、脾俞、丰隆、章门。刮拭顺序：先刮上肢内侧太渊、内关，后刮下肢内侧太白，再刮背部肺俞、脾俞，下肢外侧丰隆、足三里，胁肋部章门，最后刮颈项部定喘。刮拭方法采用泻法。 痰热壅肺证取穴尺泽、肺俞、丰隆、列缺、曲池。刮拭顺序：先刮上肢内侧尺泽、列缺，后刮背部肺俞，再刮下肢外侧丰隆，上肢外侧曲池、支沟，颈项部大椎、廉泉，最后刮腹部天枢。刮拭方法采用泻法。 气阴两虚证取穴太渊、列缺、肺俞、足三里、气海。刮拭顺序：先刮上肢内侧太渊、列缺，后刮背部肺俞，再刮下肢外侧足三里，腹部气海，颈项部定喘，最后刮胸部膻中。刮拭方法采用补法
艾灸	将艾条点燃对准肺俞穴位，以感觉温热舒适，灸至皮肤潮红为度，一般 15～20 min 为宜。有温通气血、扶正祛邪的目的
中医定向透药治疗	将中药制成一定剂型，敷贴到人体穴位(取穴左右肺俞)，利用直流电导入人体

2.3.1　针灸

取穴：肺俞、尺泽、太渊、足三里。

随证配穴：风热闭肺配大椎、曲池、鱼际；痰热壅肺配膈俞、鱼际、内关；气阴两虚配膏肓、太溪、三阴交。

属实证者，上述诸穴均施以捻转泻法，虚证用平补平泻。每日 1 次，留针 20 min。

2.3.2 耳穴贴压

主穴：取一侧的支气管区、肺区。配穴：取另一侧的缘中、皮质下区、胸椎上段、肾上腺区。主穴、配穴同时取用，两侧交替，每日 1 次。

2.3.3 拔罐

辨证取穴：风热闭肺者取大椎、肺俞、风门、大抒；痰热壅肺者取肺俞、风门、大抒、脾抒、大肠俞；痰浊阻肺取肺俞、风门、大抒、脾抒、肾俞。左右配对法取穴。每日 1 次，留罐 10～15 min，连续 10 日。

2.3.4 刮痧

风热闭肺证取穴大椎、曲池、尺泽、肺俞。刮拭顺序：先刮颈项部大椎，后刮上肢外侧曲池、合谷，再刮上肢内侧尺泽、少商，最后刮背部肺俞。刮拭方法采用泻法。

痰浊阻肺证取穴太渊、太白、肺俞、脾俞、丰隆、章门。刮拭顺序：先刮上肢内侧太渊、内关，后刮下肢内侧太白，再刮背部肺俞、脾俞，下肢外侧丰隆、足三里，胁肋部章门，最后刮颈项部定喘。刮拭方法采用泻法。

痰热壅肺证取穴尺泽、肺俞、丰隆、列缺、曲池。刮拭顺序：先刮上肢内侧尺泽、列缺，后刮背部肺俞，再刮下肢外侧丰隆，上肢外侧曲池、支沟，颈项部大椎、廉泉，最后刮腹部天枢。刮拭方法采用泻法。

气阴两虚证取穴太渊、列缺、肺俞、足三里、气海。刮拭顺序：先刮上肢内侧太渊、列缺，后刮背部肺俞，再刮下肢外侧足三里，腹部气海，颈项部定喘，最后刮胸部膻中。刮拭方法采用补法。

2.3.5 艾灸

将艾条点燃对准肺俞穴位，以感觉温热舒适，灸至皮肤潮红为度，一般 15～20 min 为宜。有温通气血、扶正祛邪的作用。

2.3.6 中医定向透药治疗

将中药制成一定剂型，敷贴到人体穴位(取穴左右肺俞)，利用直流电导入人体。

2.4 常见症状的相关中药注射剂治疗

社区获得性肺炎表现为发热、咳嗽、咳痰等临床症状，西医治疗施以抗感染、祛痰及止咳平喘等。近年来中医药联合治疗社区获得性肺炎取得了良好的疗效，正逐步被认可。研究表明中医药的参与，可以抑制细菌生长，减轻临床症状，减少抗生素使用时间，减少细菌耐药，缩短治疗时间。

2.4.1 解热

热毒宁注射液源于名老中医临床经验方，由青蒿、金银花、栀子配伍组成，具有清热、解毒、疏风之功效。临床及药理学实验证明该药具有明显的解热作用，在退热方面具有

显著疗效。喜炎平注射液对腺病毒、流感病毒、呼吸道合胞病毒等有灭活作用，同时能抑制炎症时毛细血管通透性，减少炎性渗出物；对金黄色葡萄球菌、肺炎球菌等十多种细菌有明显的抑制作用，具有一定的解热效果。

2.4.2　止咳

喜炎平注射液主要成分是穿心莲内酯磺化物。穿心莲性苦、寒，具有清热解毒、凉血的作用。现代药理学证明该药具有抗菌消炎、止咳的药理作用。

2.4.3　化痰

痰热清注射液的主要中药成分包括连翘、黄芩、金银花、山羊角以及熊胆粉。具有清热解毒、化痰止咳、平肝宣肺等疗效。

3　预防保健

(1) 患者应注意休息，保证充足的睡眠，避免受凉、淋雨、吸烟、酗酒，按时服药，定期随访。

(2) 目前接种肺炎链球菌疫苗是预防肺炎链球菌肺炎最有效的方法，推荐60岁以上老年人及2～59岁高危人群注射肺炎链球菌疫苗。

(3) 从社区获得性肺炎的发病特点及病因病机来看，发病群体主要集中在素体亏虚或者高龄虚弱人群。此时的易感人群的体质情况属本虚，中青年当以补益脾肺、充养后天为主，高龄人群则应以补益肺肾、滋填后天为主。具体方法多种多样，如自我练习传统导引、气功、武术等，内服中药丸散剂以及膏方，针灸的保健预防作用也是受到社会公认的。

参考文献

[1] 余学庆，李建生，王至婉，等. 肺炎证候诊断标准的初步建立[J]. 中华中医药杂志，2011，26(6)：1273-1277.

[2] 熊旭东，钱义明，陆一鸣，等. 中西医联合治疗社区获得性肺炎专家共识(2014版)[J]. 中国中西医结合急救杂志，2015，22(1)：1-6.

[3] 刘又宁. 社区获得性肺炎诊断和治疗指南[J]. 中华结核和呼吸杂志，2006，29(10)：651-655.

[4] 魏丽，胡必杰，何礼贤，等. 社区获得性肺炎病原体分离相关因素探讨[J]. 中国实用内科杂志，2009，29(12)：1096-1099.

[5] Fine MJ, Auble TE, Yealy DM, et al. A prediction rule to identify low-risk patients with community acquired pneumonia[J]. The New England Journal of Medicine, 1997, 336: 243-250.

[6] Lim WS, Van der Eerden MM, Laing R, et al. Defining community acquired pneumonia severity on presentation to hospital: an international derivation and validation study[J]. Thorax, 2003, 58: 377-382.

[7] 熊旭东. 西医内科学[M]. 北京：人民卫生出版社,2012.

[8] 彭红星,李颖. 银翘散与盐酸左氧氟沙星联合应用治疗肺炎疗效分析[J]. 重庆医学,2013,42(35)：4328-4330.

[9] 陈可冀,方药中,金寿山,等. 实用中医内科学[M]. 上海：上海科学技术出版社,1985.

[10] 高万朋,王时光,崔壮,等. 热毒宁注射液治疗社区获得性肺炎疗效的 Meta 分析[J]. 中国中药杂志,2011,36(24)：3539-3543.

[11] 杨柳柳. 热毒宁注射液治疗风温肺热病(社区获得性肺炎)的临床疗效观察[J]. 中国医药指南,2013,11(7)：622-623.

[12] 房定亚,沈帼男. 中成药临床应用指南[M]. 北京：中国中医药出版社,2015.

[13] 李颖,张纾难. 麻杏石甘汤治疗社区获得性肺炎肺热型疗效评价及对血清[J]. 中华中医药杂志,2014,29(4)：1272-1275.

[14] 李延鸿,朱怀军. 用麻杏石甘汤干预治疗感染性肺炎对照试验的评价[J]. 抗感染药学,2012,9(3)：203-208.

[15] 吴莹. 苇茎汤加减配合西药治疗老年肺炎 45 例[J]. 陕西中医,2013,34(3)：304-305.

[16] 孙航成,朱启勇. 麻杏石甘汤配合千金苇茎汤加减配合西药治疗社区获得性肺炎疗效观察[J]. 临床肺科杂志,2012,17(9)：1741-1742.

[17] 疏欣杨,韩春生,李得民,等. 喜炎平注射液辅助治疗社区获得性肺炎 60 例[J]. 中国中医急症,2013,22(6)：1030-1031.

[18] 张晓洁,周可幸,陈志明. 痰热清注射液治疗社区获得性肺炎的疗效观察[J]. 中国中西医结合急救杂志,2010,17(5)：292-294.

[19] 蒋红丽,毛兵,钟云青,等. 痰热清注射液治疗社区获得性肺炎随机对照试验的系统评价[J]. 中西医结合学报,2009,7(1)：9-18.

[20] 勒颖华,张卫东,齐平. 痰热清注射液治疗肺炎的 Meta 分析[J]. 中国医院药学杂志,2009,29(2)：146-149.

[21] 徐清,张念,袁文胜,等. 连花清瘟胶囊治疗社区获得性肺炎疗效观察[J]. 中国中医急症,2012,21(8)：1299-1300.

[22] 高宝贵,朱云. 蛇胆川贝液辅佐治疗小儿肺炎疗效显著[J]. 吉林中医药,1991,4：34.

[23] 张岑,乔曼,胡国华. 清肺消炎丸治疗社区获得性肺炎 60 例临床观察[J]. 天津中医药,2014,31(11)：674-676.

[24] 姚珍儿,叶赞. 复方鲜竹沥液治疗咳嗽 151 例[J]. 实用中医药杂志,2004,20(6)：297.

[25] 梁超,谭漪,杨仁旭. 鲜竹沥胶囊治疗痰热症的疗效观察[J]. 辽宁中医杂志,2000,27(8)：362-363.

[26] 宣驯. 贝羚胶囊佐治小儿肺炎 80 例疗效观察[J]. 中成药,1999,21(3)：131-132.

[27] 贺霞，周庄. 金荞麦联合左氧氟沙星治疗社区获得性肺炎的疗效观察[J]. 中国实用医药，2015，10(1)：159－160.
[28] 魏长宝，谭登永. 二陈汤合三子养亲汤辅治痰浊阻肺型喘证疗效观察[J]. 实用中医药杂志，2014，30(2)：128－129.
[29] 颜瑜章. 炙麻黄合三子养亲汤加减治疗社区获得性肺炎的疗效观察[J]. 临床合理用药，2012，5(6C)：62－63.
[30] 刘晓雯，黄洁玲，鲍敏玲. 橘红痰咳液联合山莨菪碱对急性支气管肺炎恢复期的疗效观察[J]. 湖南中医药大学学报，2013，33(10)：18/63.
[31] 罗文敏，尹军强，郑先玉，等. 桂龙咳喘宁片止咳化痰平喘药效学的研究[J]. 时珍国医国药，2011，22(10)：2464－2465.
[32] 叶琳. 苏子降气丸联合多索茶碱片治疗慢性阻塞性肺气肿的临床研究[J]. 现代药物与临床，2015，30(2)：166－170.
[33] 李爱杰. 苏子降气丸治疗老年慢性支气管炎患者临床疗效观察[J]. 中国临床研究，2013，5(4)：75－76.
[34] 李建生. 老年人社区获得性肺炎中医辨证治疗概要[J]. 中医学报，2010，25(3)：439－441.
[35] 李茹，宫晓燕. 青蒿鳖甲汤治疗老年社区获得性肺炎 30 例疗效观察[J]. 长春中医药大学学报，2008，24(3)：297.
[36] 李新红，王伟文. 润肺膏联合西药治疗慢性支气管炎临床疗效观察[J]. 实用心脑肺血管病杂志，2014，22(5)：122－123.
[37] 曲东辉，李凤雨. 曲生老师加味二陈汤结合针灸治疗痰湿犯肺型咳嗽的临床观察[J]. 中国医学工程，2014，22(4)：116－117.
[38] 许创新. 中医针灸治疗肺炎支原体肺炎[J]. 中外健康文摘，2011，8(19)：423.
[39] 江桂林，施永敏，徐加红. 中医拔罐联合西医治疗社区获得性肺炎疗效观察及护理[J]. 实用临床医药杂志，2013，17(22)：113－114.
[40] 丁丽. 肺俞穴外治法治疗肺炎的疗效观察[J]. 心理医生杂志，2012，(3)：141－142.
[41] 张芳，林丽丽. 热毒宁注射液优化老年社区获得性肺炎伴发热的临床疗效分析[J]. 中国现代药物应用，2014，8(22)：89－90.
[42] 吴斌，于瑞龙. 热毒宁联合抗生素治疗须住院社区获得性肺炎疗效观察[J]. 中国现代药物应用，2011，5(8)：75－76.
[43] 李玉玲. 左氧氟沙星注射液联合喜炎平注射液治疗社区获得性肺炎的临床研究[J]. 中华实验和临床感染病杂志，2014，8(4)：542－544.
[44] 余洋，丛艳，权晓丹. 注射用喜炎平药效学研究[J]. 辽宁中医药大学学报，2009，11(7)：198－200.
[45] 王荣山，金洪星. 喜炎平注射液佐治小儿病毒性肺炎的疗效观察[J]. 中国中医药科技，2012，19(4)：359－360.
[46] 杨武韬. 痰热清注射液药理与临床作用观察[J]. 中医临床研究，2015，7(1)：22－23.
[47] 梁明斌. 肺炎链球菌多糖疫苗在高风险成人中的应用[J]. 浙江预防医学，2015，27(2)：150－153.
[48] 王霞，黄险峰，张云. "治未病"思想在防治社区获得性肺炎中的应用[J]. 按摩与康复医学，2010，11(32)：23.

4 附 社区获得性肺炎中医辨证推荐用药

附表 2-1 社区获得性肺炎中医辨证推荐用药

证 型	风热犯肺证	痰热壅肺证	痰浊阻肺证	气阴两虚证
推荐用药	推荐方药：① 风热侵犯肺卫轻证：银翘散；② 热毒炽盛证：清瘟败毒饮。 推荐中药注射剂：热毒宁注射液。 推荐口服中成药：银翘解毒丸(合剂、胶囊、片)☆★，双黄连合剂(胶囊、颗粒、片)☆★，疏风解毒胶囊☆	推荐方药：麻杏石甘汤，千金苇茎汤。 推荐中药注射剂：喜炎平注射液，痰热清注射液。 推荐口服中成药：连花清瘟颗粒(胶囊、片)☆★，蛇胆川贝液(胶囊)☆★，清肺消炎丸☆，复方鲜竹沥口服液☆，贝羚胶囊☆，金荞麦片(胶囊)☆	推荐方药：二陈汤合三子养亲汤，麻黄合三子养亲汤。 推荐口服中成药：橘红痰咳液(膏、颗粒)☆，桂龙咳喘宁片(胶囊、颗粒)☆，苏子降气丸☆	推荐方药：生脉散合沙参麦冬汤，青蒿鳖甲汤。 推荐口服中成药：百合固金口服液(丸、颗粒、片、胶囊)☆，养阴清肺丸(颗粒、口服液、糖浆)☆★，参贝北瓜膏☆，润肺膏☆

第三章

高 血 压 病

编写小组

组　长　李文伟
组　员　（以姓氏笔画为序）
马剑英　乔慧洁　邬渊敏　杨燕青　宋振举　张　腾　黄建华

高血压病是一种以在静息状态下动脉收缩压和(或)舒张压增高为特征,可伴有心脏、血管、脑和肾脏等器官功能性或器质性改变的全身性疾病。高血压病可分为原发性高血压和继发性高血压两大类。原发性高血压在高血压人群中占90%～95%;继发性高血压指某些确定的疾病和原因引起的血压升高,常见病因为肾实质性、内分泌性、肾血管性高血压和睡眠呼吸暂停综合征等,占高血压人群的5%～10%。高血压是可以控制的,大多数患者需要长期治疗。降压治疗的好处得到公认,降低高血压患者的血压水平,可保护心、脑、肾等靶器官。

高血压的防治是一项社会工程,需要社会各界广泛参与、积极协作。在上海,大部分的高血压患者就诊于社区和乡村卫生服务机构,基层是防治高血压的主战场,基层医生是高血压防治的主力军。因此,基层高血压的检出、诊断评估、中西医结合治疗和管理工作至关重要。

1　高血压的诊断

1.1　血压测量

1.1.1　血压测量要点

血压测量应使用合格的水银柱血压计或符合国际标准的上臂式电子血压计。规范血压测量操作程序，如实记录血压数值。测压前被测者至少安静休息 5 min，被测者取坐位，测压时安静、不讲话、肢体放松。袖带大小合适，紧缚上臂，袖带与心脏处同一水平。听诊以柯氏音Ⅰ音为收缩压，以柯氏音Ⅴ音（消失音）为舒张压。两次血压测量间隔时间 1～2 min。使用水银柱血压计测量，则血压读数取偶数，读数精确到 2 mmHg，避免尾数“0”偏好。使用上臂式电子血压计测量时，以显示的血压读数为准。提倡高血压患者在家自测血压，如血压达标且稳定，一般每周自测血压 1 次；血压未达标或不稳定，则增加自测血压次数。

1.1.2　充分利用社区卫生平台筛查

要有计划地测量辖区全部成年人的血压，建议正常成人至少每 2 年测量血压 1 次。

建议对于 35 岁以上患者首诊测量血压。高血压易患人群（如血压 130～139/85～89 mmHg、肥胖等）筛查，建议每半年测量血压 1 次。

1.2　初次发现血压增高的评估

对首次发现收缩压≥140 mmHg 和（或）舒张压≥90 mmHg 者应进行评估处理。如收缩压≥180 mmHg 和（或）舒张压≥110 mmHg 者，排除干扰因素并充分休息后，复测仍重度增高，可诊断为高血压。如可疑高血压急症，立即转上级医院。如收缩压 140～179 mmHg 和（或）舒张压 90～109 mmHg 者，建议随访观察，至少 4 周内隔周测量血压 2 次。

1.3　高血压的诊断

在未使用降压药物的情况下，非同日 3 次测量血压，收缩压≥140 mmHg 和（或）舒张压≥90 mmHg。收缩压≥140 mmHg 和舒张压<90 mmHg 为单纯性收缩期高血压。患者既往有高血压史，目前正在使用降压药物，血压虽然低于 140/90 mmHg，也可诊断为高血压。

1.4　高血压水平分类

18 周岁成人根据血压升高水平分为 1 级、2 级和 3 级（见表 3 - 1）。

表 3-1　血压水平分类和定义

分　　类	收缩压(mmHg)	舒张压(mmHg)
正常血压	<120 和	<80
正常高值	120～139 和(或)	80～89
高血压	≥140 和(或)	≥90
1 级高血压(轻度)	140～159 和(或)	90～99
2 级高血压(中度)	160～179 和(或)	100～109
3 级高血压(重度)	≥180 和(或)	≥110
单纯收缩期高血压	≥140 和	<90

注：当收缩压和舒张压分属于不同级别时，以较高的分级为准。

1.5　高血压危险水平分层

根据血压水平、心血管危险因素、靶器官损害、临床并发症和是否有糖尿病等不同情况，将心血管风险分为低危、中危、高危三个层次(见表 3-2，表 3-3)。

表 3-2　危险因素分层项目简表

项　目	高血压分级	危险因素	靶器官危害	临床疾患
分层项目	1 级： 140～159/90～99 2 级： 160～179/100～109 3 级： ≥180/110	◆ 年龄 ◆ 吸烟 ◆ 血脂异常 ◆ 早发心血管病家族史 ◆ 肥胖	◆ 左室肥厚 ◆ 颈动脉内膜增厚或斑块 ◆ 肾功能受损	◆ 脑血管病 ◆ 心脏病 ◆ 肾脏病 ◆ 周围血管病 ◆ 视网膜病变 ◆ 糖尿病

表 3-3　高血压患者心血管风险水平分层

其他危险因素、靶器官损害和病史	血压(mmHg)		
	1 级高血压 收缩压 140～159 或舒张压 90～99	2 级高血压 收缩压 160～179 或舒张压 100～109	3 级高血压 收缩压≥180 或舒张压≥110
无	低危	中危	高危
1～2 个其他危险因素	中危	中危	高危
≥3 个其他危险因素、靶器官损害或并存的临床疾患	高危	高危	高危

注：其他危险因素、靶器官损害和并存疾患(见表 3-2)。

1.6　与继发性高血压的鉴别

常见继发性高血压有肾脏病、肾动脉狭窄、原发性醛固酮增多症、嗜铬细胞瘤、皮质醇增多症、大动脉疾病、睡眠呼吸暂停综合征、药物引起的高血压等。

以下几种情况应警惕继发性高血压的可能，应及时转上级医院进一步检查确诊：发病年龄<30 岁；重度高血压（高血压 3 级以上）；血压升高伴肢体肌无力或麻痹，常呈周期性发作，或伴自发性低血钾；夜尿增多，血尿、泡沫尿或有肾脏疾病史；阵发性高血压，发作时伴头痛、心悸、皮肤苍白及多汗等；下肢血压明显低于上肢，双侧上肢血压相差 20 mmHg 以上、股动脉等搏动减弱或不能触及；夜间睡眠时打鼾并出现呼吸暂停；长期口服避孕药者；降压效果差，不易控制。

2 高血压的评估

2.1 病史采集

了解高血压发病时间（年龄），血压最高水平和一般水平，伴随症状，降压药使用情况及治疗反应；尤其注意有无继发性高血压症状。

了解个人生活方式，包括饮食习惯（油脂、盐摄入）和嗜好（乙醇摄入量、吸烟情况），体力活动量，体重变化。

女性已婚患者，注意询问月经及避孕药使用情况。

了解有无冠状动脉性心脏病（冠心病）、心力衰竭、脑血管病、外周血管病、糖尿病、痛风、血脂异常、支气管痉挛、睡眠呼吸暂停综合征、肾脏疾病等病史。

询问高血压、糖尿病、冠心病、脑卒中家族史及其发病年龄等家族史。

了解家庭、工作、个人心理及文化程度等社会心理因素。

2.2 体格检查

记录年龄、性别；多次规范测量非同日血压；老年人测坐位、立位血压；测量身高、体重、腰围；其他必要的体检：如心率、心律、大动脉搏动及大血管杂音等。

2.3 实验室检查

基本检查：尿常规（尿蛋白、尿糖、比重）；血常规；血钾；空腹血脂（总胆固醇、低密度脂蛋白胆固醇、高密度脂蛋白胆固醇、三酰甘油）；肾功能（血肌酐、血尿酸）；肝功能；空腹血糖；心电图。

有条件的社区可以进行 24 h 动态血压监测、颈动脉超声、眼底、超声心动图、尿微量白蛋白、胸片、同型半胱氨酸等检查。

表 3－4　影响高血压患者心血管预后的重要因素

心血管危险因素	靶器官损害(TOD)	伴临床疾患
➤ 高血压(1～3 级) ➤ 年龄： 男性＞55 岁，女性＞65 岁	➤ 左心室肥厚： 心电图 Sokolow－Lyons 指数：Rv5＋Sv1＞38 mv，或 Cornell 乘积指数＞2 440 mm/ms	➤ 脑血管病： 脑出血 缺血性脑卒中 短暂性脑缺血发作
➤ 吸烟 ➤ 糖耐量受损： 餐后 2 h 血糖 7. 8 mmol/L～11. 0 mmol/L，和(或)空腹血糖异常 6. 1 mmol/L～6. 9 mmol/L	➤ 超声心动图 LVMI： 男≥125 g/m^2， 女≥120 g/m^2 ➤ 颈动脉超声 IMT＞0. 9 mm， 或动脉粥样斑块	➤ 心脏疾病： 心肌梗死史 心绞痛 冠状动脉血运重建史 充血性心力衰竭
➤ 血脂异常： TC≥5. 7 mmol/L(220 mg/dl)或 LDL－C＞3. 3 mmol/L (130 mg/dL)； 或 HDL－C＜1. 0 mmol/L (40 mg/dl)	➤ 颈-股动脉脉搏波速＞ 12 m/s* ➤ 踝/臂血压指数＜0. 9*	➤ 肾脏疾病： 糖尿病肾病 肾功能受损血肌酐： 男性＞133 mmol/L (1. 5 mg/dl)； 女性＞124 mmol/L (1. 4 mg/dl)； 蛋白尿＞300 mg/24 h
➤ 早发心血管病家族史 (一级亲属发病年龄＜50 岁) ➤ 腹型肥胖腰围： 男性≥90 cm，女性≥85 cm； 或肥胖 BMI≥28 kg/m^2	➤ 估算肾小球滤过率 eGFR＜60 ml/(min · 1. 73 m^2)， 或血清肌酐轻度升高： 男性 115～133 mmol/L(1. 3～1. 5 mg/dl)； 女性 107～124 mmol/L，(1. 2～1. 4 mg/dl)	➤ 外周血管疾病 ➤ 视网膜病变： 出血或渗出， 视乳头水肿
➤ 高同型半胱氨酸血症 Hcy＞10 mmol/L	➤ 尿微量白蛋白尿 30～300 mg/24 h ➤ 尿白蛋白/肌酐 ≥30 mg/g(3. 5 mg/mmol)	➤ 糖尿病： 空腹血糖≥7. 0 mmol/L (126 mg/dl)； 餐后血糖≥11. 1 mmol/L (200 mg/dl)； 糖化血红蛋白(HbA1c)≥6. 5%

注：TC，总胆固醇；LDL－C，低密度脂蛋白胆固醇；HDL－C，高密度脂蛋白胆固醇；LVMI，左心室质量指数；IMT，颈动脉内膜中层厚度；BMI，体重指数；*，选择使用。

2. 4　转诊建议

有以下靶器官损害症状和体征建议转上级医院就诊。

(1) 心脏：心悸、胸痛、心脏杂音、下肢水肿。

(2) 脑和眼：头晕、眩晕、视力下降、感觉和运动异常。

(3) 肾脏：多尿、血尿、泡沫尿、腹部有无肿块，腰部及腹部血管性杂音。

(4) 周围血管：间歇性跛行，四肢血压，脉搏，血管杂音，足背动脉搏动减弱。

3　高血压的治疗

3.1　治疗目标

高血压治疗的基本目标是血压达标，以期最大限度地降低心脑血管并发症发生与死亡总危险。我国是脑卒中高发区和高死亡区，控制高血压是降低脑卒中发生率的主要措施。

3.2　降压目标

普通高血压患者血压降至 140/90 mmHg 以下；老年(≥65 岁)高血压患者的血压降至 150/90 mmHg 以下；年轻人或糖尿病、脑血管病、稳定性冠心病、慢性肾病患者血压降至 130/80 mmHg 以下；如能耐受，以上全部患者的血压水平还可进一步降低，建议尽可能降至 120/80 mmHg 以下。降压治疗的血压低限值尚未确定，但冠心病或高龄患者舒张压低于 60 mmHg 时应予以关注。

大部分中成药在降低血压值使之达标等方面不及西药快速有效，但中医辨证论治的个体化治疗方案对于高血压的长期治疗具有重要的临床价值。大量研究发现中医药在对某些靶器官损害的逆转以及并发症的预防和治疗方面有一定的作用；对于难治性高血压病，中西医结合治疗可使血压达标率提高。

一般情况下，1～2 级高血压争取在 4～12 周内血压逐渐达标，并坚持长期达标；若患者治疗耐受性差或老年患者，其达标时间可适当延长。对于达标不理想的患者，应当 2～4 周随访监测 1 次血压并调整药物，经 2～3 次随访血压仍不能达标的，建议转上级医院治疗。

3.3　治疗策略

高血压是一种以动脉血压持续升高为特征的进行性“心血管综合征”，常伴有其他危险因素、靶器官损害或临床疾患，需要进行综合干预。

抗高血压治疗包括非药物和药物两种方法，大多数患者需长期、甚至终身坚持治疗。

定期测量血压、规范治疗、提前干预靶器官损害，改善治疗依从性。治疗从小剂量开始，优先选择长效制剂，提倡联合应用和个体化治疗，尽可能实现降压达标，坚持长期平稳有效地控制血压。

在治疗高血压的同时，干预患者的所有危险因素，并适当处理患者同时存在的各种临床疾患。

3.4　非药物治疗

非药物治疗主要是生活方式的干预，包括低盐、低脂、低糖饮食，膳食平衡、控制体重、戒烟限酒、进行散步、太极拳、游泳等有氧运动以及减轻精神压力、保持心理平衡等。

一些中医养生的措施可以作为高血压非药物治疗的干预方法：

中药足浴：尽量选用木质足浴盆或桶，桶高不小于 40 cm。足浴时双足浸泡，尽量让水没过足踝，用足浴桶的可让温水浸泡膝关节以下(禁忌：膝关节以下有感染或外伤，以及其他不宜浸泡情况的患者)。

高血压中药足浴推荐配方：

怀牛膝、川芎各 15 g，天麻、钩藤(后下)、夏枯草、吴茱萸、肉桂各 10 g。上方加水 2 000 ml 煎煮，水沸后 10 min，取汁趁温热(水温控制在 40℃)浴足 30 min，上、下午各 1 次，2～3 周为 1 个疗程。

3.5　治疗高血压的西药

常用降压药物包括钙通道阻滞剂(CCB)、血管紧张素转换酶抑制剂(ACEI)、血管紧张素受体阻滞剂(ARB)、利尿剂和 β 受体阻滞剂五类。虽均可作为初始和维持用药，但不能简单、随意地视五大类药物的首选药物机会均等。应根据患者的危险因素、亚临床靶器官损害以及合并临床疾病情况，合理选择或优先选择使用某类降压药物。CCB 或利尿剂预防脑卒中的作用较强。CCB 与 ACEI 联合与其他联合治疗方案相比，可更有效预防各种心脑血管并发症发生。ACEI 或 ARB 对靶器官保护作用较好。β 受体阻断剂则对预防心脏发作事件作用较强些。

(1) 钙通道阻滞剂(CCB)：主要通过阻断血管平滑肌细胞上的钙离子通道发挥扩张血管降低血压的作用。包括二氢吡啶类钙拮抗剂和非二氢吡啶类钙拮抗剂。前者如硝苯地平、尼群地平、拉西地平、氨氯地平和非洛地平等。以二氢吡啶类钙拮抗剂为基础的降压治疗方案可显著降低高血压患者脑卒中风险。此类药物可与其他 4 类药联合应用，尤其适用于老年高血压、单纯收缩期高血压、伴稳定性心绞痛、冠状动脉或颈动脉粥样硬化及周围血管病患者。常见副作用包括反射性交感神经激活导致心跳加快、面部潮红、脚踝部水肿、牙龈增生等。二氢吡啶类 CCB 没有绝对禁忌证，但心动过速与心力衰竭患者应慎用；如必须使用，则应慎重选择特定制剂，如氨氯地平等长效药物。急性冠脉综合征患者一般不推荐使用短效硝苯地平。

临床上常用的非二氢吡啶类钙拮抗剂主要包括维拉帕米和地尔硫䓬两种药物，也可用于降压治疗，常见副作用包括抑制心脏收缩功能和传导功能，有时也会出现牙龈增生。2～3 度房室传导阻滞、心力衰竭患者禁止使用。故在使用非二氢吡啶类 CCB 前应详细询问病史，进行心电图检查，并在用药 2～6 周内复查。

(2) 血管紧张素转化酶抑制剂(ACEI)：通过抑制血管紧张素转化酶阻断肾素-血管

紧张素系统发挥降压作用。常用药包括卡托普利、依那普利、贝那普利、雷米普利、培哚普利等。大规模临床试验结果显示此类药物对于高血压患者具有良好的靶器官保护和心血管终点事件预防作用。ACEI单用降压作用明确，对糖脂代谢无不良影响。限盐或加用利尿剂可增加ACEI的降压效应。最常见不良反应为持续性干咳，症状较轻者可坚持服药，不能耐受者可改用ARB。禁忌证为双侧肾动脉狭窄、高钾血症及妊娠妇女。

(3) 血管紧张素受体阻断剂(ARB)：通过阻断血管紧张素1型受体发挥降压作用。常用药包括氯沙坦、缬沙坦、厄贝沙坦、替米沙坦等。大规模临床试验研究显示，ARB可降低高血压患者心血管事件危险；降低糖尿病或肾病患者的蛋白尿及微量白蛋白尿。尤其适用于伴左室肥厚、心力衰竭、心房颤动预防、糖尿病肾病、代谢综合征、微量白蛋白尿或蛋白尿患者，以及不能耐受ACEI的患者。不良反应少见，长期应用可升高血钾，应注意监测血钾及肌酐水平变化。双侧肾动脉狭窄、妊娠妇女、高钾血症者禁用。

(4) 利尿剂：通过利钠排水、降低高血容量负荷发挥降压作用。主要包括噻嗪类利尿剂、襻利尿剂、保钾利尿剂与醛固酮受体拮抗剂等几类。用于控制血压的利尿剂主要是噻嗪类利尿剂。在我国，常用的噻嗪类利尿剂主要是氢氯噻嗪和吲达帕胺。小剂量噻嗪类利尿剂(如氢氯噻嗪6.25～25 mg)对代谢影响很小，与其他降压药(尤其ACEI或ARB)合用可显著增加后者的降压作用。此类药物尤其适用于老年和高龄老年高血压、单独收缩期高血压或伴心力衰竭患者，可作为难治性高血压的基础药物之一。其不良反应与剂量密切相关，故通常应采用小剂量。噻嗪类利尿剂可引起低血钾，长期应用者应定期监测血钾，并适量补钾。痛风者禁用；对高尿酸血症，以及明显肾功能不全者慎用，后者如需使用利尿剂，应使用襻利尿剂，如呋塞米等。

保钾利尿剂如阿米洛利、醛固酮受体拮抗剂如螺内酯等有时也可用于控制血压。在利钠排水的同时不增加钾的排出，在与其他具有保钾作用的降压药如ACEI或ARB合用时需注意发生高钾血症的危险。螺内酯长期应用有可能导致男性乳房发育等不良反应。

(5) β受体阻滞剂：主要通过抑制过度激活的交感神经活性、抑制心肌收缩力、减慢心率发挥降压作用。常用药物包括美托洛尔、比索洛尔、卡维地洛和阿替洛尔等。常见的不良反应有疲乏、肢体冷感、激动不安、胃肠不适等，还可能影响糖、脂代谢。禁忌证：心动过缓、高度心脏传导阻滞、哮喘及心力衰竭急性期。长期应用者突然停药可发生反跳现象，即原有的症状加重或出现新的表现，较常见有血压反跳性升高，伴头痛、焦虑等，称之为撤药综合征。

(6) α受体阻滞剂：不作为一般高血压治疗的首选药，适用于高血压伴前列腺增生患者，也用于难治性高血压患者的治疗，开始用药应在入睡前，以防体位性低血压发生，使用中注意测量坐立位血压，最好使用控释制剂。体位性低血压者禁用。心力衰竭者慎用。

(7) 肾素抑制剂：为一类新型降压药，其代表药为阿利吉伦，可显著降低高血压患者血压水平，但对心脑血管事件的影响尚待大规模临床试验的评估。

(8) 小剂量多效固定复方制剂(Polypill)：有利于改善综合干预的依从性和效果。目前，已经上市有降压药/调脂药(氨氯地平/阿托伐他汀)固定复方制剂；降压药/叶酸(依那普利/叶酸)固定复方制剂等。

总之，高血压患者的风险不仅取决于血压水平，还取决于患者的并发症、合并症以及其他心血管危险因素。除了糖尿病、血脂紊乱等危险因素，高同型半胱氨酸也是我国高血压患者最常见的危险因素，并与脑卒中风险呈显著正相关，可使脑卒中风险增加 2 倍。研究显示补充叶酸可显著降低脑卒中风险。我国临床主要推荐应用的优化联合治疗方案是：CCB 加 ARB；CCB 加 ACEI；ARB 加噻嗪类利尿剂；ACEI 加噻嗪类利尿剂；CCB 加噻嗪类利尿剂；CCB 加 β 受体阻滞剂(见表 3－5)。

表 3－5　降压药优化联合治疗方案

优先推荐	一般推荐	不常规推荐
CCB＋ARB	噻嗪类利尿剂＋β 受体阻滞剂	ARB＋β 受体阻滞剂
CCB＋ACEI	α 受体阻滞剂＋β 受体阻滞剂	ACEI＋β 受体阻滞剂
ARB＋噻嗪类利尿剂	CCB＋保钾利尿剂	ARB＋ACEI
ACEI＋噻嗪类利尿剂	噻嗪类利尿剂＋保钾利尿剂	中枢作用药＋β 受体阻滞剂
CCB＋噻嗪类利尿剂		
CCB＋β 受体阻滞剂		

注：ACEI，血管紧张素转换酶抑制剂；ARB，血管紧张素受体阻滞剂；CCB，钙通道阻滞剂。

3.6　高血压的中医药治疗

中医的经典文献中没有高血压的记载，根据其临床表现多归属于中医“眩晕”“头痛”的范畴。事实上，多数高血压患者在发病初期通常没有任何不舒服的感觉，不少患者只是在体检或偶然的检测中发现血压升高，所以人们也将高血压称为“无声杀手”。因此，眩晕和头痛并不是高血压病必备的症状，只不过是高血压病的常见症状。如果临床上确诊为高血压病，可以根据患者伴有的症状和舌象、脉象帮助确定高血压的常见基本中医证型，需要指出的是，中医学的“眩晕”症状不同于西医学的眩晕，前者更接近中文眩晕一词的本来含意，“眩”指的是眼花，“晕”指的是头晕。中医药在降压的幅度和起效速度方面一般不如西药，但中医药治疗对预防高血压前期患者向高血压进展，逆转高血压患者靶器官损害，预防严重并发症的发生等方面具有重要作用。可以在辨证的基础上辨证论治或选择一些中成药用于高血压患者的治疗。

对于低危的高血压患者，可以首先尝试调整生活方式＋中成药治疗的方案 3 个月。对于中危的高血压患者尝试调整生活方式＋中成药治疗方案的时间为 1 个月。血压不达标，应开始西药治疗。

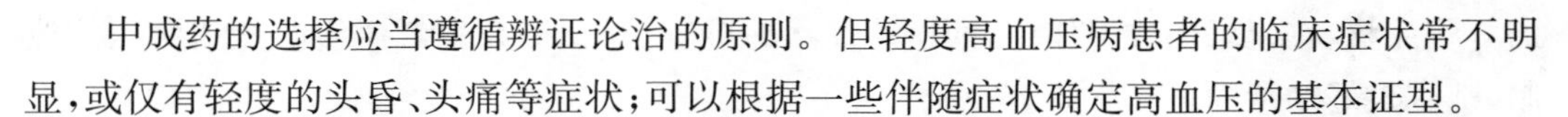

中成药的选择应当遵循辨证论治的原则。但轻度高血压病患者的临床症状常不明显，或仅有轻度的头昏、头痛等症状；可以根据一些伴随症状确定高血压的基本证型。

3.6.1 辨证论治

(1) 肝肾阴虚证：高血压患者，眩晕、头胀或痛，同时伴有腰酸膝软、心悸、失眠、健忘等症状，舌质红、少苔、脉弦细而数。治宜滋补肝肾、养阴填精，方用杞菊地黄汤（枸杞子、菊花、熟地、山茱萸、山药、茯苓、泽泻、牡丹皮）。

如患者在肝肾阴虚基础上伴有明显阳亢之证，出现心烦易怒、耳鸣、头痛较重、口苦等，则应以平肝潜阳、滋养肝肾之法。方用天麻钩藤饮（天麻、钩藤、生石决明、栀子、黄芩、川牛膝、杜仲、益母草、桑寄生、夜交藤、茯苓）。该方具有镇静、镇痛和降血压作用，为阴虚阳亢型高血压病常用方。头晕眼花、烦躁、失眠比较明显的患者，可以首选。

中成药：杞菊地黄丸，天麻钩藤颗粒，养血清脑颗粒，牛黄降压胶囊，山绿茶降压片。伴有血脂高的患者，还可以选用松龄血脉康胶囊。中西药复合制剂珍菊降压片和复方罗布麻片也可选用，珍菊降压片中含有化学药物氢氯噻嗪和可乐定；复方罗布麻片含有氢氯噻嗪、三硅酸镁、硫酸双肼屈嗪、盐酸异丙嗪、维生素 B_1、维生素 B_6、泛酸钙等，要注意患者是否对其中化学药物禁用或慎用。

(2) 阴阳两虚证：年老体弱高血压患者常见的证候。患者以血压升高兼见头晕目眩、心悸失眠、腰腿酸软、畏寒肢冷、小便清长、舌淡、脉沉细为主要临床表现。治疗宜用滋阴助阳法。方用金匮肾气丸（附子、肉桂、熟地、山茱萸、山药、茯苓、泽泻、牡丹皮）加减。当患者出现口干、咽痛、发热等症状时则要停用。

中成药：右归丸，或金匮肾气丸。

(3) 痰湿壅盛证：多见于肥胖的高血压患者。患者以血压升高兼见头晕头胀、沉重如裹、胸闷多痰、肢体沉重麻木、苔腻、脉滑为主要临床表现。治宜化痰祛湿、健脾和胃。方用半夏白术天麻汤（半夏、白术、天麻、陈皮、茯苓、甘草、生姜、大枣）。如出现口干喜饮、五心烦热等症状则要停用。对于合并代谢综合征的高血压患者，可用黄芪、蒲黄、泽泻、茵陈、黄连、夏枯草、黄芩、栀子、白芷、羌活等。

中成药：如果眩晕、头胀或痛、头重如裹等症状显著者，首选半夏天麻丸。如果伴有胸烦闷、呕吐痰涎、口淡食少者可以选用参苓白术散、香砂六君子丸。伴血脂高的患者可选用绞股蓝总苷胶囊。

(4) 瘀血内停证：患者胸闷、心前区痛、头痛较严重、头晕阵阵、偏身麻木，口唇发绀、舌紫，脉弦细涩。上述症候多见于高血压合并冠心病或高血压性心脏病的患者。治宜活血化瘀，方用血府逐瘀汤（桃仁、红花、当归、生地、牛膝、川芎、桔梗、赤芍、枳壳、甘草、柴胡）。

中成药：复方丹参片，血府逐瘀胶囊，麝香保心丸，麝香通心滴丸，通心络等中成药都可选用。

3.6.2 高血压患者中医药的对症处理

中医药的直接降压作用虽然不是很强，但对特定病变阶段的患者，或者高血压伴随的一些症状，有很好的改善作用，而这些症状的缓解，对于提高患者生活质量和血压的控制，都有很好的帮助。

(1) 对高血压前期患者的预防：血压 120～139/80～89 mmHg 的人群为高血压前期，处于这一水平的中年人 10 年后高血压的发生率超过 50%。除了生活方式的干预以减少高血压的发生外，可以通过应用中医药来进行预防。推荐用方：夏枯草、川牛膝、石决明、黄芩、黄连、羌活、防风、桑寄生、川芎、柴胡、黄精等。

(2) 高血压慢性脑供血不足：慢性脑供血不足主要由高血压动脉硬化引起，症状表现为头痛、头晕、失眠、记忆力减退、轻度认知功能障碍等，中医认为多属气血亏虚或肾气不足。推荐中成药：银杏叶片、养血清脑颗粒、灯盏花素片。

(3) 肢体麻木：肢体麻木是老年高血压患者的常见症状，虽然患者还未发生卒中，但患者已有明显的营血不足，肌肤失养；或瘀血阻络，脉络不利。推荐中成药：强力天麻杜仲胶囊。

(4) 头痛：头痛是高血压的常见症状，不同中医证型的头痛有不同特点，根据证型不同可选择相应的中成药来治疗高血压头痛。肝阳上亢的头痛伴烦躁，口干苦，可用天麻钩藤冲剂；痰湿壅盛头痛如蒙如裹，常伴眩晕，可用半夏天麻丸；气血不足头痛常有眩晕眼花，失眠多梦，可用养血清脑颗粒；瘀血阻络常头痛如刺，可用血府逐瘀胶囊，通心络。

(5) 失眠：高血压患者常有失眠，而失眠又使血压的控制变得困难。中成药可选择复方枣仁胶囊；如果患者伴有情绪低沉，可用乌灵胶囊。

3.7 相关危险因素的中西医结合处理

3.7.1 调脂治疗

很多高血压患者合并血脂异常，可以选用前面推荐的用于治疗高血压病同时也具有调节血脂作用的中成药，同时实施治疗性生活方式。经上述措施干预 3 个月后，血脂水平仍不能达标者，应给予降脂药物治疗。无并发疾病，且以胆固醇升高为主的血脂异常，建议在总胆固醇(TC)≥6.20 mmol/L 时启动他汀类药物治疗；目标值是 5.20 mmol/L。如果存在并发症和危险因素，建议参照《2015 血脂异常老年人使用他汀类药物中国专家共识》设定调脂的目标值(见表 3－6)进行血脂调节。中成药降胆固醇的活性主要来自红曲，含红曲的中成药有脂必妥、脂必泰和血脂康。红曲中含有洛伐他汀及其他天然他汀类成分，但只有血脂康内的他汀含量是固定的，且降低低密度脂蛋白的幅度约在 28.6% 左右，可以作为他汀类药物运用。如果是三酰甘油升高为主的血脂异常，建议首先选用贝特类药物；对于胆固醇及三酰甘油均升高的血脂异常，一般首选他汀类药物，如果需要他汀类与贝特类药物合用，可以考虑血脂康＋贝特类。降血脂药物应用过程中应注意肝功能异常和肌肉疼痛等不良反应，需定期检测血常规、转氨酶(ALT 和 AST)和肌酸磷酸激酶(CK)。

表 3-6 高血压调脂治疗的目标参考值(mmol/L)

临床疾病/危险因素	LDL-c 目标值	非 LDL-c 目标值
动脉粥样硬化性心血管病	＜1.8	＜2.6
糖尿病＋高血压或其他危险因素	＜1.8	＜2.6
糖尿病	＜2.6	＜3.4
慢性肾脏病(3 期或 4 期)	＜2.6	＜3.4
高血压＋1 项危险因素	＜2.6	＜3.4
高血压或 3 项危险因素	＜3.4	＜4.1

注：非 LDL-c＝TC-LDL-c；其他危险因素包括年龄(男≥45 岁，女≥55 岁)，吸烟，HDL≤1.04 mmol/L，BMI≥28 kg/m^2，早发缺血性心血管病家族史。

3.7.2 抗血小板治疗

阿司匹林可有效降低严重心血管事件风险。高血压合并稳定型冠心病、心肌梗死、缺血性脑卒中或 TIA 史以及合并周围动脉粥样硬化疾病的患者，可以口服阿司匹林 75～100 mg/d。合并血栓症急性发作如急性冠脉综合征、缺血性脑卒中或 TIA、闭塞性周围动脉粥样硬化症时，按相关指南的推荐使用阿司匹林。急性期可给予负荷剂量 300 mg/d，尔后用小剂量 100 mg/d 作为二级预防。高血压合并房颤的高危患者宜用口服抗凝剂如华法林，中低危患者或不能应用口服抗凝剂者，可给予阿司匹林，方法遵照相关指南。高血压伴糖尿病、心血管高风险者宜小剂量阿司匹林 75～100 mg/d 进行一级预防。阿司匹林不能耐受者可以试用氯吡格雷 75 mg/d 代替。

高血压患者长期应用阿司匹林需在血压控制稳定＜150/90 mmHg 后开始应用，未达良好控制的高血压患者，阿司匹林可能增加脑出血风险。服用前应筛查有无发生消化道出血的高危因素，如消化道疾病(溃疡病及其并发症史)、65 岁以上、同时服用皮质类固醇或其他抗凝药或非甾体类抗炎药等。如果有高危因素应采取预防措施，包括筛查与治疗幽门螺杆菌感染，预防性应用质子泵抑制剂，以及采用合理联合抗栓药物的方案等。合并活动性胃溃疡、严重肝病、出血性疾病者需慎用或停用阿司匹林。

目前，运用中成药进行一级和二级预防的研究正在进行，有研究表明灯盏生脉胶囊可能具有二级预防的作用。

3.7.3 血糖控制

高血压伴糖尿病患者心血管病发生危险更高。治疗糖尿病的理想目标是空腹血糖≤6.1 mmol/L 或 HbA1c≤6.5%。对于老年人，尤其是独立生活的、病程长、并发症多、自我管理能力较差的糖尿病患者，血糖控制不宜过于严格，空腹血糖≤7.0 mmol/L 或 HbA1c≤7.0%，餐后血糖≤10.0 mmol/L 即可。对于中青年糖尿病患者，血糖应控制在正常水平，即空腹≤6.1 mmol/L，餐后 2 h≤8.10 mmol/L，HbA1c≤6.5%。控制血糖的中成药很多，可以参照有关指南运用。

3.7.4　高同型半胱氨酸血症治疗

高同型半胱氨酸血症与脑卒中发生危险有关，添加叶酸可降低脑卒中发生危险。因此，对叶酸缺乏人群，补充叶酸也是综合干预的措施之一。

3.8　高血压的转诊建议

对于高危的高血压患者，建议转上级医院治疗。一般地说，仍需要坚持生活方式的调整，同时立即启用降压效果良好的西药使血压达标。患者在降压方案确定，血压已经达标时，如果仍有主观不适症状者；或经过西药调整，血压波动较大或仍然达标困难的患者，可以尝试生活方式调整＋西药＋中成药的综合干预方式。具体可以参照上节的辨证方法选用中成药。

第四章

冠状动脉粥样硬化性心脏病

编写小组

组　员　（以姓氏笔画为序）

丁宏娟　石　怡　孙　鑫　陈　伟　浦斌红　章怡祎

冠状动脉粥样硬化性心脏病是冠状动脉血管发生动脉粥样硬化病变而引起血管腔狭窄或阻塞，造成心肌缺血、缺氧或坏死而导致的心脏病，常常被称为“冠心病”。但是冠心病的范围可能更广泛，还包括炎症、栓塞等导致管腔狭窄或闭塞。世界卫生组织将冠心病分为5大类：无症状心肌缺血（隐匿性冠心病）、心绞痛、心肌梗死、缺血性心力衰竭（缺血性心脏病）和猝死5种临床类型。临床中常常分为稳定性冠心病和急性冠状动脉综合征。本病的发生与下列因素有关：① 高脂血症；② 高血压；③ 吸烟；④ 糖尿病或糖耐量异常；⑤ 男性易患；⑥ 40岁以上发病率高；⑦ 肥胖者；⑧ 长期精神紧张；⑨ 遗传因素。

中医将冠心病心绞痛辨为胸痹心痛，痰、瘀为其病因，痰瘀互结，损伤脉管，血脉不畅；或久病入络，脉道挛急，造成气虚血瘀络阻，在受寒、劳累、情志变动时，血瘀络阻加重，不通则痛，引起“胸痹心痛”。

1　临床表现及辅助检查

1.1　症状

（1）冠心病最常见的典型症状为胸痛，胸痛常因体力活动、情绪激动等诱发，突感心前区疼痛，多为发作性绞痛或压榨痛，也可为憋闷感。疼痛从胸骨后或心前区开始，向上放射至左肩、臂，甚至小指和环指，休息或含服硝酸甘油可缓解。胸痛放散的部位可涉及颈部、下颌、牙齿、腹部等。胸痛也可出现在安静状态下或夜间，由冠脉痉挛所致，此称为变异型心绞痛。如胸痛性质发生变化，新近出现进行性胸痛，痛阈逐步下降，以致稍事体力活动或情绪激动甚至休息或熟睡时亦可发作，疼痛逐渐加剧、变频，持续时间延长，祛除诱因或含服硝酸甘油不能缓解，此时往往怀疑不稳定心绞痛。

心绞痛的分级：国际上一般采用CCSC加拿大心血管协会分级法。

Ⅰ级：日常活动，如步行，爬梯，无心绞痛发作。

Ⅱ级：日常活动因心绞痛而轻度受限。

Ⅲ级：日常活动因心绞痛发作而明显受限。

Ⅳ级：任何体力活动均可导致心绞痛发作。

发生心肌梗死时胸痛剧烈，持续时间长（常常超过半小时），硝酸甘油不能缓解，并可有恶心、呕吐、出汗、发热，甚至发绀、血压下降、休克、心力衰竭。

（2）需要注意，一部分患者的症状并不典型，仅仅表现为心前区不适、心悸或乏力，或以胃肠道症状为主。某些患者可能没有疼痛，如老年人和糖尿病患者。

（3）约有1/3的患者首次发作冠心病就表现为猝死。

（4）冠心病还可伴有其他全身症状，如发热、出汗、惊恐、恶心、呕吐等。合并心力衰竭的患者可出现。

1.2　体征

患者可出现心音减弱，心包摩擦音。心绞痛患者未发作时无特殊体征。并发室间隔穿孔、乳头肌功能不全者，可于相应部位听到杂音。心律失常时听诊心律不规则。

1.3　辅助检查

1.3.1　心电图

心电图是诊断冠心病最简便、常用的方法。尤其是患者症状发作时是最重要的检查手段，心电图还能够发现心律失常。不发作时多数无特异性。心绞痛发作时S－T段异常压低,变异型心绞痛患者出现一过性S－T段抬高。不稳定型心绞痛多有明显的S－T段压低和T波倒置。心肌梗死时的心电图表现：① 急性期有异常Q波、S－T段抬高；② 亚急性期仅有异常Q波和T波倒置(梗死后数日至数星期)；③ 慢性或陈旧性期(3～6个月)仅有异常Q波。若S－T段抬高持续6个月以上,则有可能并发室壁瘤。若T波持久倒置,则称陈旧性心肌梗死伴冠脉缺血。

1.3.2　心电图负荷试验

包括运动负荷试验和药物负荷试验(如潘生丁、异丙肾试验等)。对于安静状态下无症状或症状很短难以捕捉的患者,可以通过运动或药物增加心脏的负荷而诱发心肌缺血,通过心电图记录到ST－T的变化而证实心肌缺血的存在。运动负荷试验最常用,结果阳性为异常。但是怀疑心肌梗死的患者禁忌。

1.3.3　动态心电图

是一种可以长时间连续记录并分析在活动和安静状态下心电图变化的方法。此技术于1947年由Holter首先运用于监测心电活动,所以又称Holter。该方法可以记录到患者在日常生活状态下心电图的变化,如一过性心肌缺血导致的ST－T变化等。无创、方便,患者容易接受。

1.3.4　核素心肌显像

根据病史、心电图检查不能排除心绞痛,以及某些患者不能进行运动负荷试验时可做此项检查。核素心肌显像可以显示缺血区、明确缺血的部位和范围大小。结合运动负荷试验可提高检出率。

1.3.5　超声心动图

超声心动图可以对心脏形态、结构、室壁运动以及左心室功能进行检查,是目前最常用的检查手段之一。对室壁瘤、心腔内血栓、心脏破裂、乳头肌功能等有重要的诊断价值。但其准确性与超声检查者的经验关系密切。

1.3.6　血液学检查

通常需要采血测定血脂、血糖等指标,评估是否存在冠心病的危险因素。心肌损伤标志物是急性心肌梗死诊断和鉴别诊断的重要手段之一。目前临床中以心肌肌钙蛋白为主。

1.3.7　冠状动脉CT

多层螺旋CT心脏和冠状动脉成像是一项无创、低危、快速的检查方法,已逐渐成为一种重要的冠心病早期筛查和随访手段。适用于：① 不典型胸痛症状的患者,心电图、运动负荷试验或核素心肌灌注等辅助检查不能确诊；② 冠心病低风险患者的诊断；③ 可疑冠心病,但不能进行冠状动脉造影；④ 无症状的高危冠心病患者的筛查；⑤ 已知冠心病或介入及手术治疗后的随访。

1.3.8　冠状动脉造影及血管内成像技术

是目前冠心病诊断的"金标准",可以明确冠状动脉有无狭窄、狭窄的部位、程度、范

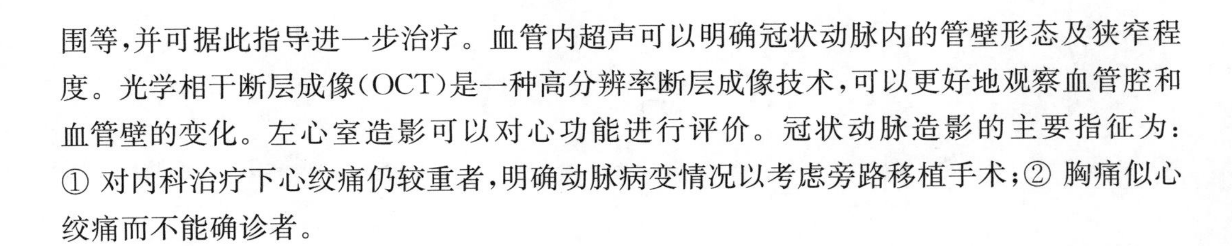

围等,并可据此指导进一步治疗。血管内超声可以明确冠状动脉内的管壁形态及狭窄程度。光学相干断层成像(OCT)是一种高分辨率断层成像技术,可以更好地观察血管腔和血管壁的变化。左心室造影可以对心功能进行评价。冠状动脉造影的主要指征为:① 对内科治疗下心绞痛仍较重者,明确动脉病变情况以考虑旁路移植手术;② 胸痛似心绞痛而不能确诊者。

2　诊断与鉴别诊断

2.1　诊断要点

根据典型的心绞痛发作特点及体征,结合存在的冠心病危险因素,除外其他原因所致的心绞痛,一般即可临床诊断。

另外,如遇到以下情况,考虑为急性心肌梗死:疼痛部位与心绞痛相似,但程度更重,持续时间多超过 30 min,或长达数小时;可伴有心律失常、心力衰竭、甚至休克。含服硝酸甘油不能使之缓解。心电图有特征性改变(病理性 Q 波、ST 段弓背样抬高和 T 波倒置);动态性心电图改变(起病数小时内,可无异常或出现高耸的 T 波;数小时后,ST 段明显抬高,弓背向上;数小时至 2 日内出现病理性 Q 波,为急性期改变);心肌酶谱(肌酸激酶、肌酸激酶同工酶、乳酸脱氢酶、天门冬酸氨基转移酶)不同程度异常升高,肌钙蛋白(TNT)阳性。

2.2　鉴别诊断

2.2.1　心脏神经症

胸痛为短暂(几秒钟)的刺痛或持续(几小时)的隐痛,部位在左胸乳房下,或常有变动,多出现于劳累过后而不在当时;轻体力活动反觉舒服,有时可耐受较重劳动而不发生胸痛或胸闷,常伴有叹息性呼吸;发作时无心电图改变,含硝酸甘油不能缓解;常伴有心悸、乏力、失眠等其他神经症症状。

2.2.2　肋间神经痛

疼痛常沿肋间分布,不一定局限在前胸,为刺痛或灼痛,多为持续性,用力呼吸、咳嗽、转动身体可加重疼痛。

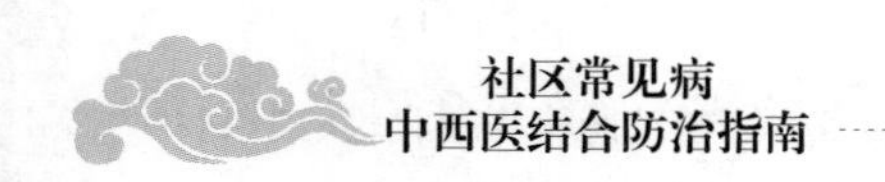

3 治　　疗

冠心病的治疗包括如下内容。① 生活习惯改变：戒烟限酒，低脂低盐饮食，适当体育锻炼，控制体重等；② 药物治疗：抗血栓（抗血小板、抗凝），减轻心肌氧耗（β受体阻滞剂），缓解心绞痛（硝酸酯类），调脂稳定斑块（他汀类调脂药），中药及中成药；③ 血运重建治疗：包括介入治疗（血管内球囊扩张成形术、支架植入术）和外科冠状动脉旁路移植术。药物治疗是所有治疗的基础。介入和外科手术治疗后也要坚持长期的标准药物治疗。对同一患者来说，处于疾病的某一个阶段时可用药物理想地控制，而在另一阶段时单用药物治疗效果往往不佳，需要将药物与介入治疗或外科手术合用。

3.1 西药治疗

目的是缓解症状，减少心绞痛的发作及心肌梗死；延缓冠状动脉粥样硬化病变的发展，并减少冠心病死亡。规范药物治疗可以有效地降低冠心病患者的死亡率和再缺血事件的发生，并改善患者的临床症状。而对于部分血管病变严重甚至完全阻塞的患者，在药物治疗的基础上，血管重建治疗可进一步降低患者的死亡率。

3.1.1 硝酸酯类药物

本类药物主要有：硝酸甘油、硝酸异山梨酯（消心痛）、5－单硝酸异山梨酯、长效硝酸甘油制剂（硝酸甘油油膏或橡皮膏贴片）等。硝酸酯类药物是稳定型心绞痛患者的常规用药。心绞痛发作时可以舌下含服硝酸甘油或使用硝酸甘油气雾剂。对于急性心肌梗死及不稳定型心绞痛患者，先静脉给药，病情稳定、症状改善后改为口服或皮肤贴剂，疼痛症状完全消失后可以停药。硝酸酯类药物持续使用可发生耐药性，有效性下降，可间隔 8～12 h 服药，以减少耐药性。

3.1.2 抗血栓药物

包括抗血小板和抗凝药物。抗血小板药物主要有阿司匹林、氯吡格雷（波立维）、替罗非班等，可以抑制血小板聚集，避免血栓形成而堵塞血管。阿司匹林为首选药物，维持量为每日 75～100 mg，所有冠心病患者没有禁忌证应该长期服用。阿司匹林的副作用是对胃肠道的刺激，胃肠道溃疡患者要慎用。冠脉介入治疗术后应坚持每日口服氯吡格雷，通常半年至 1 年。

抗凝药物包括普通肝素、低分子肝素、璜达肝癸钠、比伐卢定等。通常用于不稳定型心绞痛和心肌梗死的急性期，以及介入治疗术中。

3.1.3 纤溶药物

溶血栓药主要有链激酶、尿激酶、组织型纤溶酶原激活剂等，可溶解冠脉闭塞处已形成的血栓，开通血管，恢复血流，用于急性心肌梗死发作时。

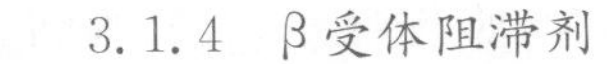

3.1.4　β受体阻滞剂

β受体阻滞剂既有抗心绞痛作用，又能预防心律失常。在无明显禁忌时，β受体阻滞剂是冠心病的一线用药。常用药物有：美托洛尔、阿替洛尔、比索洛尔和兼有α受体阻滞作用的卡维地洛、阿罗洛尔（阿尔马尔）等，剂量应该以将心率降低到目标范围内。β受体阻滞剂禁忌和慎用的情况有哮喘、慢性气管炎及外周血管疾病等。

3.1.5　钙通道阻断剂

可用于稳定型心绞痛的治疗和冠脉痉挛引起的心绞痛。常用药物有：维拉帕米、硝苯地平控释剂、氨氯地平、地尔硫䓬等。不主张使用短效钙通道阻断剂，如硝苯地平普通片。

3.1.6　肾素-血管紧张素系统抑制剂

包括血管紧张素转换酶抑制剂（ACEI）、血管紧张素Ⅱ受体拮抗剂（ARB）以及醛固酮拮抗剂。对于急性心肌梗死或近期发生心肌梗死合并心功能不全的患者，尤其应当使用此类药物。常用ACEI类药物有：依那普利、贝那普利、雷米普利、福辛普利等。如出现明显的干咳副作用，可改用血管紧张素Ⅱ受体拮抗剂。ARB包括：缬沙坦、替米沙坦、厄贝沙坦、氯沙坦等。用药过程中要注意防止血压偏低。

3.1.7　调脂治疗

调脂治疗适用于所有冠心病患者。他汀类药物主要降低低密度脂蛋白胆固醇，治疗目标为下降到80 mg/dL。常用药物有：洛伐他汀、普伐他汀、辛伐他汀、氟伐他汀、阿托伐他汀等。最近研究表明，他汀类药物可以降低死亡率及发病率。

3.2　经皮冠状动脉介入治疗（PCI）

经皮冠状动脉腔内成形术（PTCA）应用特制的带气囊导管，经外周动脉（股动脉或桡动脉）送到冠脉狭窄处，充盈气囊可扩张狭窄的管腔，改善血流，并在已扩开的狭窄处放置支架，预防再狭窄。还可结合血栓抽吸术、旋磨术。适用于药物控制不良的稳定型心绞痛、不稳定型心绞痛和心肌梗死患者。心肌梗死急性期6 h以内首选急诊介入治疗，时间非常重要，越早越好。

3.3　冠状动脉旁路移植术（简称冠脉搭桥术，CABG）

冠状动脉旁路移植术通过恢复心肌血流的灌注，缓解胸痛和局部缺血、改善患者的生活质量，并可以延长患者的生命。适用于严重冠状动脉病变的患者，不能接受介入治疗或治疗后复发的患者，以及心肌梗死后心绞痛，或出现室壁瘤、二尖瓣关闭不全、室间隔穿孔等并发症时，在治疗并发症的同时，应该行冠状动脉搭桥术。手术的选择应该由心内、心外科医生与患者共同决策。

3.4　心脏骤停急救

（1）判断意识：双手拍打患者双肩并呼叫患者，观察有无反应。

（2）呼救帮助：立即呼叫其他医务人员帮助抢救，并携带除颤仪。

(3) 判断心跳、呼吸：掀开棉被，解开外衣，触摸颈动脉，同时观察胸廓起伏，判断心跳、呼吸情况。如心跳、呼吸停止，立即行心肺复苏，并记录抢救开始时间。

(4) 胸外按压

1) 准备：挪开床头桌，迅速使患者去枕平卧，胸部下垫按压板，垫脚凳。

2) 胸外按压 30 次(17 s 完成)。① 部位：两乳头连线的中点或剑突上两横指。② 手法：采用双手叠扣法，腕肘关节伸直，利用身体重力，垂直向下用力按压。③ 深度：胸骨下陷≥5 cm。④ 频率：≥100 次/min。

(5) 开放气道(A)。① 清理呼吸道：将患者头侧向一方，用右手示指清理口腔内异物。② 开放气道：开放气道方法为仰面抬颏法、托颌法。常用仰面抬颏法，方法为抢救者左手小鱼际珞于患者前额，手掌用力向后压使其头部后仰，右手中指、示指剪刀式分开放在患者颏下并向上托起，使气道伸直，颈部损伤者禁用，以免损伤脊髓。

(6) 人工呼吸(B)：使用简易呼吸器通气 2 次，采用“EC 手法”，每 6～8 s 行人工呼吸 1 次，8～10 次/min，每次呼吸约 1 s，通气约 0.5 L，可见胸部起伏。

(7) 心肺复苏有效的体征：① 按压时可扪及大动脉搏动。② 收缩压可达 8 kPa (60 mmHg)以上。③ 散大的瞳孔再度缩小。④ 发绀的面色、口唇、指甲转为红润。⑤ 神志恢复，有眼球活动或某些反射恢复。⑥ 出现自主呼吸。

(8) 终止心肺复苏指征：① 患者已经恢复自主呼吸和心跳。② 心肺复苏持续 30 min 以上，仍无心搏及自主呼吸，脑死亡，如深度昏迷，瞳孔固定、角膜反射消失，现场又无进一步救治和送治条件，可考虑终止复苏。

3.5 中医辨证论治

胸痹心痛的病机关键在于外感或内伤引起心脉痹阻，其病位在心，但与肝、脾、肾三脏功能的失调有密切的关系。因心主血脉的正常功能，有赖于肝主疏泄、脾主运化、肾藏精主水等功能正常。其病性有虚实两方面，常常为本虚标实，虚实夹杂，虚者多见气虚、阳虚、阴虚、血虚，尤以气虚、阳虚多见；实者不外气滞、寒凝、痰浊、血瘀，并可交互为患，其中又以血瘀、痰浊多见。但虚实两方面均以心脉痹阻不畅，不通则痛为病机关键。发作期以标实表现为主，血瘀、痰浊为突出，缓解期主要有心、脾、肾气血阴阳之亏虚，其中又以心气虚、心阳虚最为常见。以上病因病机可同时并存，交互为患，病情进一步发展，可见下述病变：瘀血闭阻心脉，心胸猝然大痛，而发为真心痛；心阳阻遏，心气不足，鼓动无力，而表现为心动悸，脉结代，甚至脉微欲绝；心肾阳衰，水邪泛滥，凌心射肺而为咳喘、水肿，多为病情深重的表现，要注意结合有关病种相互参照，辨证论治。

针对本病本虚标实，虚实夹杂，发作期以标实为主，缓解期以本虚为主的病机特点，其治疗应补其不足，泻其有余。本虚宜补，权衡心之气血阴阳之不足，有无兼见肝、脾、肾脏之亏虚，调阴阳补气血，调整脏腑之偏衰，尤应重视补心气、温心阳；标实当泻，针对气滞、血瘀、寒凝、痰浊而理气、活血、温通、化痰，尤重活血通络、理气化痰。补虚与祛邪的目的都在于使心脉气血流通，通则不痛，故活血通络法在不同的证型中可视病情，随证配合。要做到补虚勿忘邪实，祛实勿忘本虚，权衡标本虚实之多少，确定补泻法度之适宜。同时，在胸痹心痛的治疗中，尤其在真心痛的治疗时，在发病的前三四日内，要警惕并预防脱证的发生，对减少病死率，提高治愈率更为重要。必须辨清证候之顺逆，一旦发现脱证之先兆，如疼痛剧烈，持续不解，四肢厥冷，自汗淋漓，神萎或烦躁，气短喘促，脉或速，或迟，或结，或代，或脉微欲绝等必须尽早使用益气固脱之晶，并中西医结合救治。

本病治疗时，益气活血通络是疾病的治疗原则，但针对不同的患者，也要兼顾兼夹证的治疗，既有利于改善症状，也是祛除患者发生心绞痛诱发因素的主要措施。另外中成药的使用也颇为关键。目前治疗冠心病的中成药非常多，与西药治疗相比，中药治疗更注重患者的体质及兼症的不同、个体的差异，即中医的精髓所在：辨证论治，整体观念。

3.5.1　心血瘀阻证

此型患者以血瘀为偏重。

证候：心胸疼痛，如刺如绞，痛有定处，入夜为甚，甚则心痛彻背，背痛彻心，或痛引肩背，伴有胸闷，日久不愈，可因暴怒、劳累而加重，舌质紫暗，有瘀斑，苔薄，脉弦涩。

治法：活血化瘀，通脉止痛。

主方：血府逐瘀汤。

3.5.2　痰闭心脉证

此型患者以痰浊为偏重。

证候：胸闷重而心痛微，痰多气短，肢体沉重，形体肥胖，遇阴雨天而易发作或加重，伴有倦怠乏力，纳呆便溏，咯吐痰涎，舌体胖大且边有齿痕，苔浊腻或白滑，脉滑。

治法：通阳泄浊，豁痰宣痹。

主方：瓜蒌薤白半夏汤合涤痰汤。

3.5.3　寒凝心脉证

此型患者以阳虚为偏重。

证候：卒然心痛如绞，心痛彻背，喘不得卧，多因气候骤冷或骤感风寒而发病或加重，伴形寒，甚则手足不温，冷汗自出，胸闷气短，心悸，面色苍白，苔薄白，脉沉紧或沉细。

治法：辛温散寒，宣通心阳。

主方：枳实薤白桂枝汤合当归四逆散。

3.5.4　气虚血瘀证

证候：心痛隐隐，遇劳则发，神疲乏力，气短懒言，心悸自汗，舌质淡暗，苔薄白，脉缓弱或结、代。

治法：益气活血，通脉止痛。

主方：保元汤合桃红四物汤。

以上是冠心病最常见的中医证型，其他还有以心悸盗汗、腰膝酸软为主要表现的心肾阳虚证和以心力衰竭、胸闷气短、神倦怯寒为主的心阳虚衰证等，可按辨证施治原则选用相应中药治疗。

3.5.5 气阴两虚证

证候：心胸隐痛，时发时止，心悸气短，动则益甚，伴倦怠乏力，声音低微，易汗出。舌淡红，胖大边有齿痕，少苔或无苔，脉虚细缓或结代。

治法：益气养阴，活血通脉。

主方：生脉散合人参养荣汤。

3.6 中成药的辨证用药

中成药的使用也颇为关键。目前治疗冠心病的中成药非常多，用药要个体化，注重患者的体质及兼症的不同。

3.6.1 麝香保心丸

成分：麝香、人参提取物、牛黄、肉桂、苏合香、蟾酥、冰片。

功能：芳香温通，益气强心。

主治：用于心肌缺血引起的心绞痛、胸闷及心肌梗死。

3.6.2 麝香通心滴丸

成分：人工麝香、人参茎叶总皂苷、蟾酥、丹参、人工牛黄、熊胆粉、冰片。

功能：益气通脉，活血化瘀止痛。

主治：用于冠心病稳定型劳累性心绞痛，高胆固醇血症及有动脉粥样斑块的患者。

3.6.3 通心络胶囊

成分：人参、水蛭、全蝎、土鳖虫、蜈蚣、蝉蜕、赤芍、檀香、降香、乳香、酸枣仁、冰片。

功能：益气活血，通络止痛。

主治：用于冠心病心绞痛证属心气虚乏、血瘀络阻者。症见胸部憋闷、刺痛、绞痛，气短乏力，心悸，自汗，舌质紫暗或有瘀斑，脉细涩或结代。

3.6.4 心可舒胶囊

成分：丹参、葛根、三七、山楂、木香。

功能：活血化瘀，行气止痛。

主治：用于气滞血瘀型冠心病引起的胸闷，心律失常，心绞痛；也可用于高血压、高血脂所引起的头晕、头痛、颈项疼痛、肢体麻木等症。

3.6.5 脑心通胶囊

成分：黄芪、赤芍、丹参、当归、川芎、桃仁、红花、乳香(制)、没药(制)、鸡血藤、牛膝、桂枝、桑枝、地龙、全蝎、水蛭。

功能：益气活血，化瘀通络。

主治：用于气虚血滞、脉络瘀阻所致中风中经络，半身不遂，肢体麻木，口眼歪斜，舌强语謇及胸痹心痛、胸闷、心悸、气短；脑梗死、冠心病心绞痛属上述证候者。

3.6.6 银杏酮酯片

成分：银杏提取物银杏酮酯，含总黄酮 14.08～21.12 mg，总黄酮醇苷≥9.6 mg，萜类内酯≥2.4 mg。

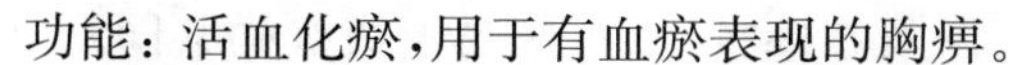

功能：活血化瘀，用于有血瘀表现的胸痹。

主治：冠心病、心绞痛、脑动脉硬化引起的眩晕。

3.6.7　复方丹参滴丸

成分：丹参、三七、冰片。

功能：活血化瘀，理气止痛。

主治：用于冠心病、心绞痛的预防、治疗、急救。

3.7　针灸、耳穴治疗

3.7.1　针灸

常用穴：选取心经和心包经穴位展开，其次为任脉、督脉和脏腑相关的背俞穴，心经主要取神门穴和少海穴，心包经主要取大陵穴、曲泽穴、郄门穴和内关穴，背俞穴主要取心俞和厥阴俞，任脉主要取膻中穴和巨阙穴，督脉主要取至阳穴。每隔 3～5 min 行针 1 次，每次留针时间为 20～30 min。每日 1 次，10～15 日为 1 个疗程。

通过针灸治疗，可以通阳宣痹以止痛，舒张冠状动脉，增加冠脉的侧支循环，增加心肌的供氧量，缓解冠心病，且能调节心律、减轻氧自由基损伤，改善心肌缺血、缺氧状态。

3.7.2　耳穴疗法

常用穴：心、小肠、交感、内分泌及皮质下。一般采用王不留行籽或小磁珠贴压。常规消毒后用胶布将王不留行籽固定于耳穴上，每日按 5～7 遍，每次每穴按压 15～20 次。按压强度以患者耐受为度，效果以患者自觉耳部发热为佳。每次贴压单侧耳穴，每日 3 次，两侧交替使用。换贴 10 次为 1 个疗程，一般治疗 3～5 个疗程。

3.7.3　电针

常用穴：双侧内关、神门、心俞、膈俞、阴陵泉及膻中。每次选 2～3 对，每日 1 次。进针得气后连接针麻仪，刺激由弱渐强，以能耐受为度，1 日 2～3 次，1 次 20～30 min。

3.8　中医膏方

中医膏方是调整机体功能的有效手段，能做到既病防变，治病求本；扶正祛邪，攻补兼施；调整阴阳，以平为期；调理气血，而致中和；调治脏腑，重视脾肾。一般在冬季请有丰富临床经验的中医师给予膏方调理。

4　转诊原则

社区医院治疗冠心病总体策略应为：督促患者改善生活方式来预防和治疗冠心病，

控制危险因素、稳定患者的药物治疗(社区)以及心理教育(社区与上级机构共同)。出现以下情况应尽快转诊上级医疗机构:

(1) 对于不明原因的胸痛,社区医院不能明确诊断的当转上一级医院进一步检查以明确诊断。

(2) 经常规治疗,胸痛不能缓解或缓解不明显者。

(3) 对于心绞痛较以往发作频繁、性质较剧、持续较久、休息和含用硝酸甘油不能缓解、诱发因素不明显,疼痛时伴有恶心、呕吐、大汗和各种类型心律失常,特征性心电图改变(病理性 Q 波、ST 段弓背样抬高和 T 波倒置)及心肌酶谱异常升高者,疑为或确诊为急性心梗(Q 波或非 Q 波)、不稳定心绞痛者,需立即转上一级医院抢救。

(4) 确诊为冠心病,症状不典型,需要进一步确诊。

(5) 疑为慢性稳定型心绞痛且有冠心病阳性家族史和/或有多种高危因素。

5 健康宣教

5.1 冠心病一级预防

防控冠心病的各种危险因素,预防冠状动脉粥样硬化。

5.2 冠心病二级预防

已患冠心病者应预防和降低严重心血管事件的发生。二级预防措施包括非药物干预(即治疗性的生活方式改善)与药物治疗以及心血管危险因素的综合防控。

5.3 生活调护

(1) 注意调摄精神,避免情绪波动。

(2) 注意生活起居,寒温适宜,居处保持安静、通风。

(3) 注意饮食调节。饮食宜清淡低盐,食勿过饱。多吃水果及富含纤维素的食物。保持大便通畅。

(4) 注意劳逸结合,坚持适当活动。发作期患者应立即卧床休息,缓解期要注意适当休息,保证充足的睡眠,坚持力所能及的活动。

(5) 加强护理及监护。发病时应密切观察病情变化,必要时给予吸氧与及时转诊。

6 附

6.1 冠心病基层诊疗流程图

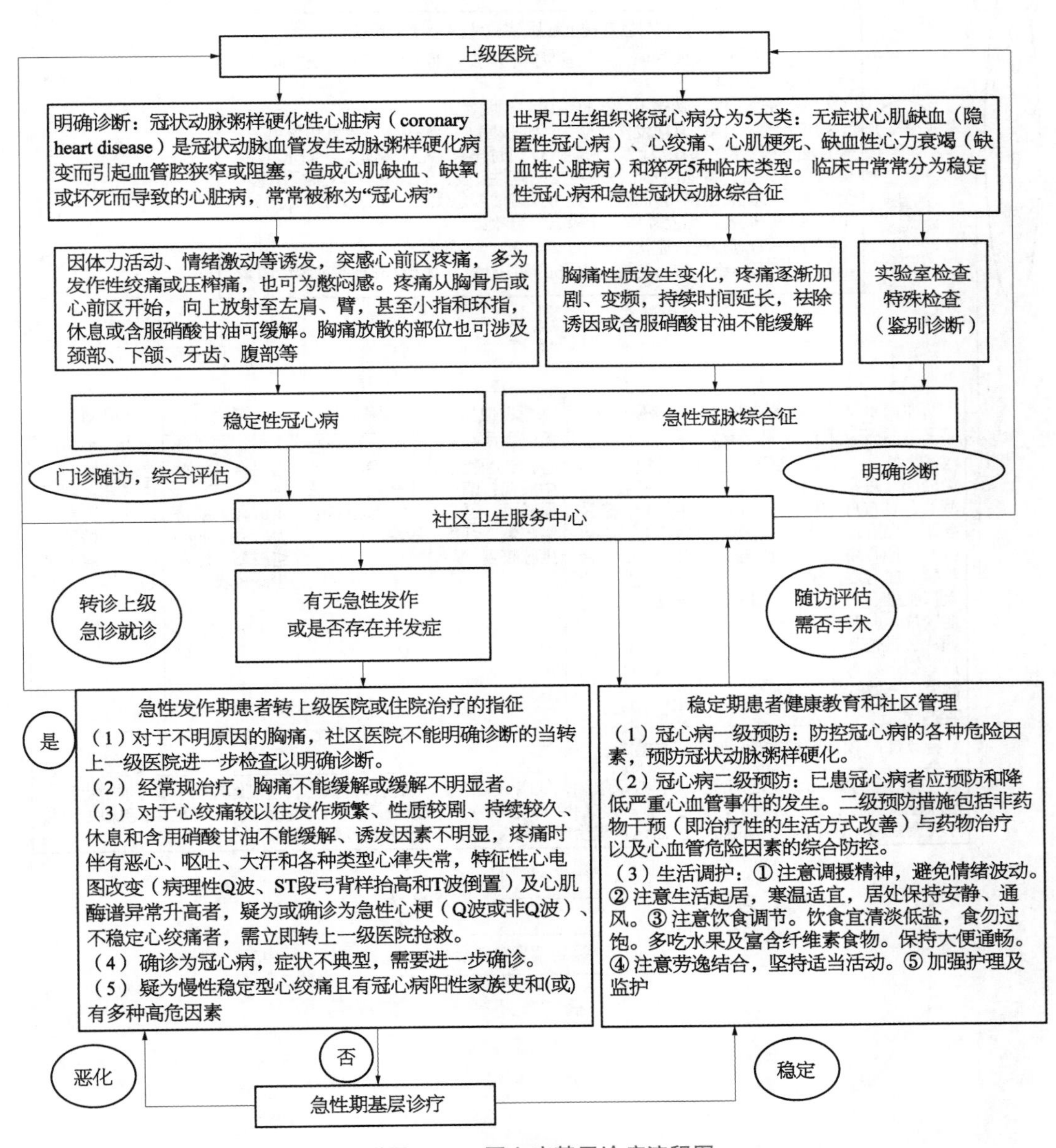

附图 4-1 冠心病基层诊疗流程图

6.2 冠心病发作期基层诊疗流程图

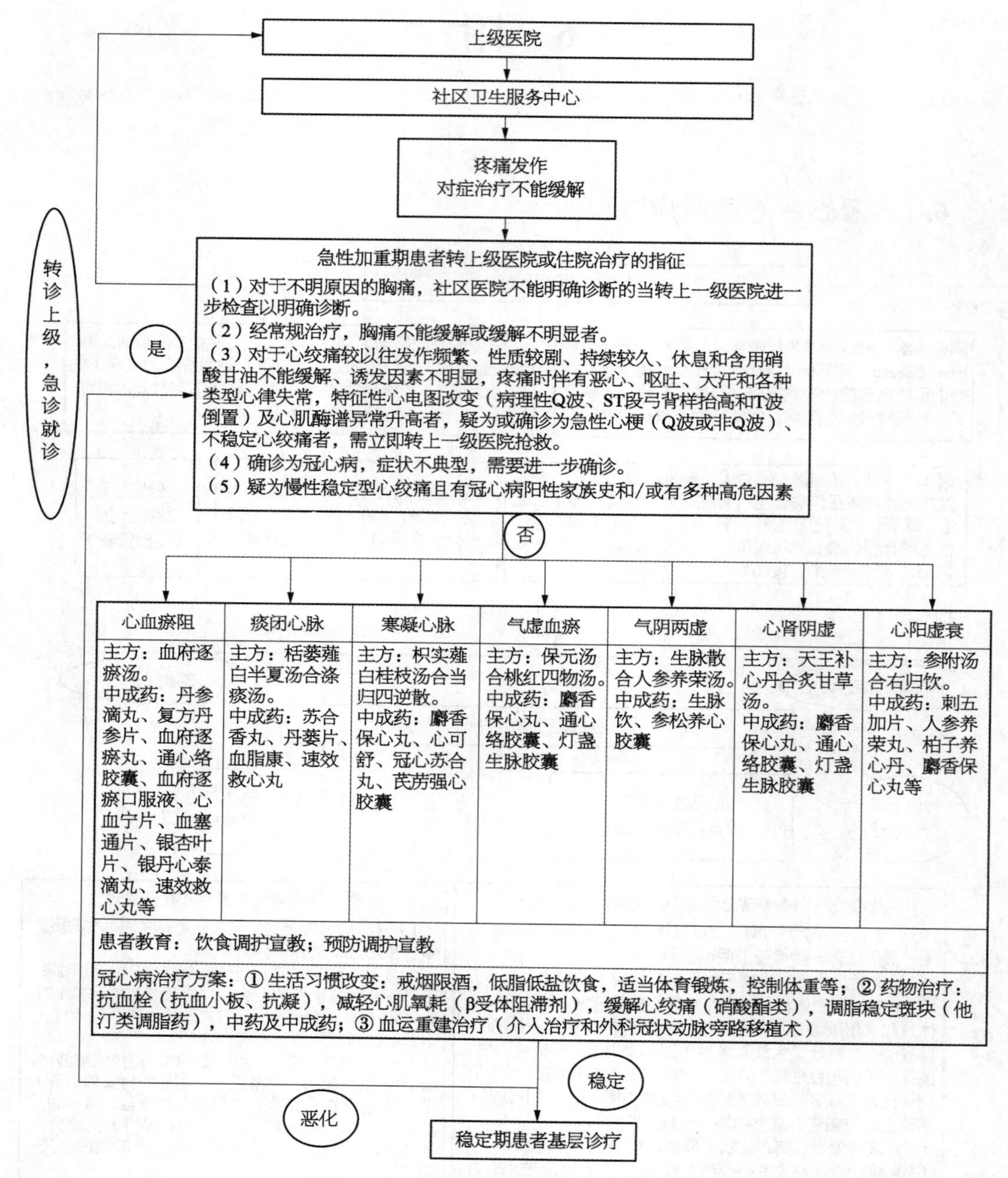

附图 4－2　冠心病发作期基层诊疗流程图

6.3　冠心病(稳定期)基层诊疗流程图

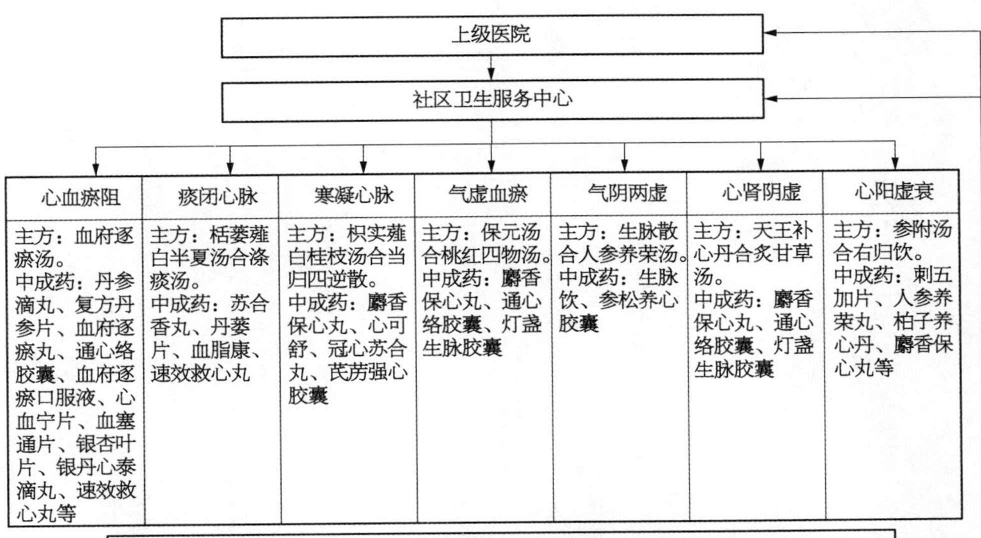

体针：常用穴：选取心经和心包经穴位展开，其次为任脉、督脉和脏腑相关的背俞穴，心经主要取神门穴和少海穴，心包经主要取大陵穴、曲泽穴、郄门穴和内关穴，背俞穴主要取心俞和厥阴俞，任脉主要取膻中穴和巨阙穴，督脉主要取至阳穴。每隔3~5 min行针1次，每次留针时间为20~30 min。每日1次，10~15 日为1个疗程

耳穴疗法：常用穴：心、小肠、交感、内分泌及皮质下。一般采用王不留行籽或小磁珠贴压。常规消毒后用胶布将王不留行籽固定于耳穴上，每日按5~7遍，每次每穴按压15~20次。按压强度以患者耐受为度，效果以患者自觉耳部发热为佳。每次贴压单侧耳穴，每日3次，两侧交替使用。换贴10次为1个疗程，一般治疗3~5 个疗程

电针：常用穴：双侧内关、神门、心俞、膈俞、阴陵泉及膻中。每次选2~3对，每日1次。进针得气后连接针麻仪，刺激由弱渐强，以能耐受为度，1日2~3 次，1次20~30 min

穴位注射：取穴：双侧内关、丰隆、阳陵泉、心俞、通里、太冲、膈俞、足三里、三阴交。每日1次，双侧交替治疗，10 次为1个疗程

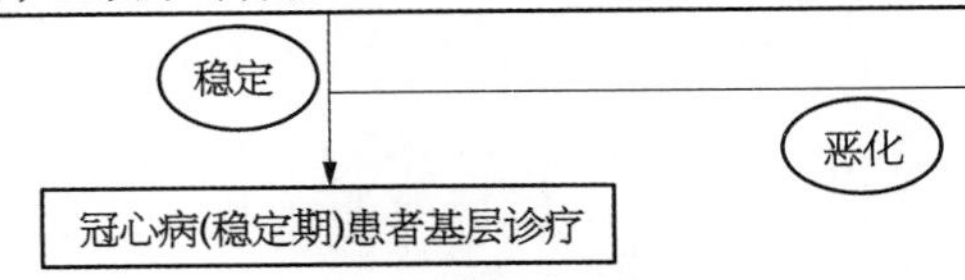

附图 4－3　冠心病(稳定期)基层诊疗流程图

第五章

脑　卒　中

编写小组

组　长　张云云

副组长　齐　瑞(推拿、康复)　鲍春龄(针灸)　李文涛

组　员　(以姓氏笔画为序)

王　亮　王少石　王俊琪　毕晓莹　华焱坤　刘　毅　齐　瑞

李文伟　李文涛　杨　辉　宋慧君　张云云　陆华懿　陈佳红

郑洁姣　俞欢欢　倪卫国　徐东浩　傅　毅　詹　青　鲍春龄

脑卒中(stroke),又称中风或脑血管意外。是指急性起病,由于脑局部血液循环障碍(缺血或出血)所导致的神经功能缺损综合征。

脑卒中是严重危害人类健康的重大疾病,是我国人口致残和死亡的第一位原因,具有发病率高、病死率高、致残率高、复发率高和经济费用高的特点。据统计,全国每年新发脑卒中 150 万～200 万人,约 150 万人死于脑卒中;我国现存脑卒中患者约 700 余万人,存活患者中,约 75%遗有偏瘫、失语等后遗症,其中重度致残者约 40%。脑卒中后易复发,研究发现卒中后 1 年复发率 10%～20%,5 年复发率高达 40%,复发患者预后更差。我国每年医治脑卒中的直接费用约 100 亿元左右,加上各种间接经济损失,每年因本病支出近 200 亿元。

脑卒中按其性质分为缺血性脑卒中和出血性脑卒中,缺血性脑卒中占全部脑卒中的 70%～80%,是指各种原因所致脑局部血液供应障碍,导致脑组织缺血、缺氧性坏死,出现相应神经功能缺损,又称脑梗死。

脑卒中属中医中风病范畴,中医诊治中风经数千年的临床实践证实有较好疗效。在目前临床工作中,中西医结合诊治脑卒中是一种常态,西药、中药、针灸、康复等中西医综合方法用于脑卒中患者的诊治,在临床上显示较单纯西医治疗有一定优势。然而,目前的脑卒中诊治指南尚未对如何进行中西医结合脑卒中诊治提出规范化的意见。

社区是脑卒中防治的重要平台,脑卒中的早期发现和早期转运,脑卒中急性期后的进一步康复,脑卒中的宣教、高危人群的筛选和脑卒中的预防,都是社区的工作重点。为方便社区医生规范、有序地应用中西医方法诊治脑卒中患者,本指南编写组参考国内外脑卒中相关指南和研究证据,并征求了专家和社区医师的意见,经充分讨论后达成共识形成推荐意见,并在社区对其可行性和适用性作了验证。在临床实践中,社区医生应参考本指南和新的研究进展,并结合患者具体病情和医生自己的临床经验,对患者进行个体化的诊治。

【指南内容】

根据缺血性脑卒中的特点和社区卫生服务中心的工作性质,缺血性脑卒中的社区中西医结合诊疗主要涉及以下内容:

① 脑卒中的健康宣教和高危人群筛查;② 脑卒中的一级预防;③ 脑卒中的早期识别、现场处理和转运;④ 缺血性脑卒中的二级预防;⑤ 缺血性脑卒中恢复期和后遗症期的诊治指南;⑥ 缺血性脑卒中恢复期和后遗症期的康复诊治指南。

【制订原则】

(1) 遵循循证医学原则,在国内外脑卒中相关指南基础上,主要参考国外广泛采用的美国心脏协会(AHA)/美国卒中协会(ASA)2014 年修订的指南、中国脑血管病防治指南(第 1 版)及 2010 年、2014 年修订的指南、2015 年编订《中国脑卒中一级预防指导规范》,结合中西医诊治脑卒中新的研究证据,以及上海社区医院的实情和可行性,推荐诊治意见。

(2) 推荐意见依据当前可以获得的最佳证据。对于国内常用的西医和中医诊疗方法,在循证医学原则下,考虑国情、经验、兼顾疗效、风险、价格等因素,充分讨论后达成共识。

(3) 针对临床问题,根据已有的证据强度或专家共识,提出解决问题的措施或推荐意见,并经社区卫生服务中心验证其适用性。

1　脑卒中的健康宣教和高危人群筛查

1.1　脑卒中的健康宣教

1.1.1　脑卒中健康宣教内容

(1) 什么是脑卒中。

(2) 脑卒中的危害。

(3) 脑卒中的主要类型。

(4) 脑卒中的主要危险因素。

(5) 脑卒中发病的基本原因。

(6) 脑卒中和中医体质的联系。

(7) 脑卒中发病的中医认识。

(8) 脑卒中的早期症状。

(9) 脑卒中的就诊时机。

(10) 脑卒中的治疗原则。

(11) 脑卒中的中医防治。

(12) 脑卒中早期康复的重要性。

(13) 脑卒中家庭康复方法。

1.1.2　脑卒中健康宣教方式

(1) 科普录像播放：在社区卫生服务中心候诊大厅播放脑卒中科普宣教录像。

(2) 宣教资料张贴和发放：在社区卫生服务中心候诊大厅张贴宣传资料，向就诊患者或社区居民发放宣传资料。

(3) 健康讲座：在社区卫生服务中心或下社区开展健康讲座。

(4) 健康咨询：在社区卫生服务中心或下社区开展健康咨询。

(5) 借助媒体开展健康教育：如报纸、杂志、电视、广播、医学网站等，健康教育可以覆盖更多的居民。

(6) 个体化健康宣教：在社区门诊，进行个体化的健康宣教。

1.2　脑卒中高危人群的筛选

(1) 脑卒中风险筛查评估：针对 40 岁以上人群，采用国家卫生健康委员会“脑卒中风险筛查评估”表(附 7.1)，依据 8 项危险因素筛查评估脑卒中高危人群。

(2) 脑卒中(非房颤)患者复发风险评估：针对非房颤的脑卒中患者评估其复发风

险，采用 Essen 卒中风险评分表(Essen stroke risk score，ESRS)(附 7.2)。

(3) 房颤患者脑卒中风险评估：针对房颤患者评估其脑卒中风险的不同程度，采用 CHADS2 评估表(附 7.3)。

2　脑卒中的一级预防

脑卒中的一级预防系指发病前的预防，即通过改变不健康的生活方式，积极主动地控制各种危险因素，从而达到使脑卒中不发生或推迟发病的目的。脑卒中一级预防的推荐意见主要参考美国 2014 年 AHA/ASA 缺血性脑卒中一级预防指南和中国脑血管病防治指南。

2.1　关于遗传因素

(1) 询问家族史，包括家族卒中史、家族遗传性疾病。

(2) 有家族卒中史、家族遗传性疾病者，建议转上级医院就诊咨询。

2.2　关于生活方式

2.2.1　吸烟

吸烟者应建议戒烟，避免环境性(被动)吸烟。

2.2.2　饮酒

不饮酒或控制酒量。男性每日乙醇摄入量不超过 2 个标准杯、非妊娠女性不超过 1 个标准杯；孕妇应忌酒(注：1 个标准杯的乙醇含量，见附 4)。

2.2.3　肥胖

超重($24\ kg/m^2 \leqslant BMI < 28\ kg/m^2$)与肥胖($BMI \geqslant 28\ kg/m^2$)(或腰围男性>90 cm，女性>85 cm)的个体，应该通过健康的生活方式、良好的饮食习惯、增加体力活动等措施减轻体重和减小腰围。

2.2.4　饮食与营养

(1) 减少钠摄入、增加钾摄入。

(2) 建议富含水果、蔬菜、坚果、低脂乳制品的饮食，并减少饱和脂肪酸的摄入。

2.2.5　增加体育活动

(1) 建议应进行适当体力活动以减少脑卒中风险。

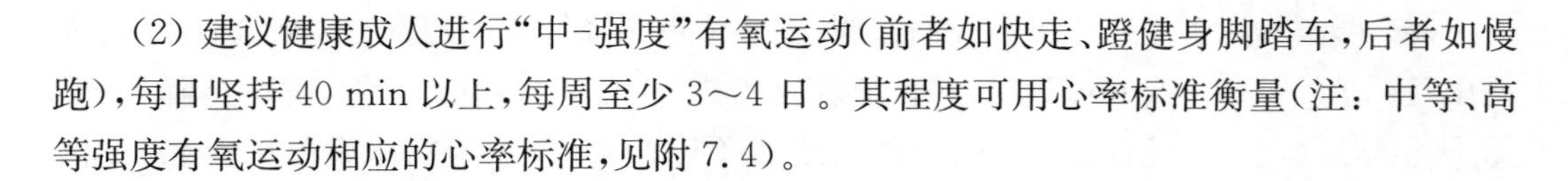

(2) 建议健康成人进行“中-强度”有氧运动(前者如快走、蹬健身脚踏车,后者如慢跑),每日坚持 40 min 以上,每周至少 3～4 日。其程度可用心率标准衡量(注:中等、高等强度有氧运动相应的心率标准,见附 7.4)。

2.3　卒中相关疾病

2.3.1　高血压

(1) 无高血压病史者,≥35 岁者每年测量血压 1 次;成年人(≥35 岁)首诊测量血压。

(2) 高血压前期(收缩压 120～139 mmHg/舒张压 80～89 mmHg)者,每年筛查高血压,推行健康生活方式。

(3) 高血压患者,应每月测量 1 次血压,并进行合适的治疗,包括生活方式调整和药物治疗,血压目标值＜140/90 mmHg。

(4) 成功降低血压对于减少脑卒中风险最为重要,药物选择应该个体化。

(5) 对于血压波动明显,经社区服务中心调整治疗方案后仍控制不佳者,建议转上级医院就诊确定治疗方案。

2.3.2　心脏病

(1) 成年人(≥40 岁)应定期体检,早期发现心脏病。

(2) 对于＞65 岁的患者,通过心电图主动筛查房颤。

(3) 确诊为心脏病(包括房颤)的患者,建议转上级医院就诊,明确是否抗栓治疗及治疗方案,并监测药物不良反应。

(4) 对于房颤患者,选用抗栓治疗(抗凝或抗血小板)还是忽略抗栓治疗,要依据其心源性脑梗死风险、患者风险因素(尤其是颅内出血风险)、花费、耐受性、患者依从性、药物间潜在相互作用等,而进行个体化选择。

(5) 房颤的抗凝治疗首选华法林,需经常监测国际标准化比(INR),目标 INR 为 2.0～3.0。

2.3.3　糖尿病

(1) 无糖尿病史者,＞40 岁时开始筛查糖尿病,首次筛查血糖正常者,建议每 3 年至少重复筛查 1 次。

(2) 糖耐量异常者,应当进行生活方式干预,使体重减轻 7%,同时进行“中-强度”有氧运动,每日坚持 40 min 以上,每周至少 3～4 日。

(3) 糖尿病患者,应采取改进生活方式、饮食治疗、运动治疗、药物治疗等综合措施控制血糖,定期检测血糖,控制不良者要调整药物。

(4) 对于血糖波动明显,经社区服务中心调整治疗方案后仍控制不佳者,建议转上级医院就诊确定治疗方案。

(5) 糖尿病控制目标:控制目标应个体化,通常推荐空腹血糖控制在 4.4～7.0 mmol/L,餐后血糖＜10.0 mmol/L,HbA1c＜7%。

(6) 糖尿病患者更应积极治疗高血压、控制体重和降低胆固醇水平。① 糖尿病患者血压目标值＜140/90 mmHg。治疗方案应优先使用一种 ACEI 或 ARB 类降压药。② 成年糖尿病患者，建议联合他汀类降脂药物降低卒中风险。若糖尿病合并单纯高三酰甘油血症(＞5.6 mmol/L)，应使用贝特类降脂药物。不推荐他汀类药物与贝特类降脂药物联合应用预防卒中。

2.3.4 血脂异常

(1) 定期检测血脂。20 岁以上的成年人至少每 5 年测量 1 次空腹血脂，包括 TC、LDL-C、HDL-C 和 TG 测定。40 岁以上男性和绝经期后女性应每年进行血脂检查。对于缺血性卒中的高危人群，应每 3～6 个月测定 1 次血脂。

(2) 血脂异常患者，首先应改变不健康的生活方式。

(3) 血脂异常的药物治疗，建议转诊上级医院制定治疗方案，一般原则如下：① 伴有临床动脉粥样硬化性心血管疾病(ASCVD)患者，根据年龄确定他汀治疗方案(表 5-1)。② 不伴有 ASCVD 患者，根据低密度脂蛋白胆固醇，合并糖尿病、年龄、10 年 ASCVD 风险等因素，确定他汀治疗方案(表 5-1)。③ 服用他汀类药物达到最大治疗剂量，LDL-C 仍无法达标的患者，或对他汀无法耐受的患者，可以考虑联合或换用其他降脂疗法。④ 高三酰甘油血症可以考虑纤维酸衍生物治疗；脂蛋白(a)升高、高密度脂蛋白胆固醇降低的患者，可以考虑烟酸治疗；但这些降脂治疗预防脑卒中的疗效尚未明确。

表 5-1 卒中一级预防中他汀类药物治疗方案

分类	LDL-C值	合并症	年龄(岁)	他汀治疗	LDL-C目标值
伴 ASCVD			＜75	高强度	50%
			≥75	中强度	30%～49%
不伴 ASCVD	≥190 mg/dL (4.9 mmol/L)		成年人(≥21)	高强度	50%
	70～189 mg/dL (1.8～4.9 mmol/L)	糖尿病	40～75	中强度	30%～49%
			＜40 或＞75	评估后决定	
		非糖尿病		评估后决定	

(4) 他汀类药物的安全性：① 长期使用他汀类药物治疗总体上是安全的。② 脑出血风险：他汀类药物用于脑卒中一级预防，不增加脑出血的风险。③ 多种药物联合使用时，应注意药物配伍的安全性。④ 老年人或合并严重脏器功能不全的患者，初始剂量不宜过大，并加强监测。⑤ 服药期间监测肝酶和肌酶，并结合临床表现监测可能的不良反应；如果监测指标异常(肝酶升高 3 倍以上，肌酶升高 10 倍以上)或出现不良反应，建议及时转上级医院就诊。

2.3.5 无症状性颈动脉狭窄

(1) 颈动脉狭窄的筛查：① 对于脑卒中高危人群，建议常规检查颈动脉彩超，筛查颈动脉狭窄。② 对脑卒中低危人群，不推荐常规进行颈动脉狭窄的筛查。

（2）颈动脉狭窄患者，推荐服用阿司匹林和他汀类药物，筛查其他可治疗的卒中危险因素，进行合适的治疗并改变生活方式。

（3）颈动脉狭窄＞50％的无症状患者，每年行超声多普勒检查，用于评估疾病的进展或消退，以及对治疗的反应。

（4）颈动脉狭窄＞70％的无症状患者，建议转诊有条件的上级医院，进行颈动脉内膜剥脱术（CEA）或颈动脉支架成形术（CAS）评估。

2.4 未充分确定的潜在的风险因素

2.4.1 睡眠呼吸紊乱

（1）通过详细询问病史（如打鼾、目击到呼吸暂停、白天思睡等可能在睡眠呼吸暂停患者中出现的症状），筛查睡眠呼吸暂停。

（2）如果考虑睡眠呼吸暂停，建议转上级医院进一步诊治。

2.4.2 高同型半胱氨酸血症

高同型半胱氨酸血症患者可以联合应用叶酸、维生素 B_6 和 B_{12}，或复合维生素 B，以降低血浆半胱氨酸水平，可能对预防缺血性卒中有利。

2.4.3 其他潜在的危险因素

包括：高脂蛋白 a（LPa）、偏头痛、代谢综合征、药物滥用、长期口服避孕药、高凝状态、炎症与感染。这些潜在因素的筛查和干预，建议转诊上级医院。

2.5 抗血小板药物与阿司匹林

（1）抗血小板药物中，仅阿司匹林和西洛他唑用于预防首次脑卒中。

（2）仅对下列人群，有研究显示使用阿司匹林预防首次脑卒中的获益大于风险。① 10 年动脉粥样硬化性心血管疾病（ASCVD）风险＞10％的患者；② 女性（使用阿司匹林 100 mg/隔日）；③ 慢性肾病患者[30 ml/(min·1.73 m^2)]＜肾小球滤过率＜[45 ml/(min·1.73 m^2)]。

（3）外周动脉疾病患者，可以考虑使用西洛他唑预防首次脑卒中。

2.6 中医药干预

2.6.1 中医体质辨识和干预

（1）脑卒中易患体质：根据中医文献和现代研究，痰湿质、气虚质、阴虚质是脑卒中的易患体质。

（2）建议对脑卒中高危人群进行体质辨识，通过改变不良生活方式，如戒烟、戒酒、合理饮食、适量运动、劳逸结合，以及情志调护、养生保健等方法，调整偏颇体质。调整脑卒中易患体质（痰湿质、气虚质、阴虚质），对脑卒中预防可能是有益的。

2.6.2 中药一级预防

(1) 关于中药预防首次脑卒中,目前没有高级别的临床研究证据。

(2) 对于脑卒中高危人群,建议在中医理论指导下,选择相应的治疗。在没有充分证据的前提下,不主张两种以上相同作用的中成药联合使用预防首次脑卒中。

(3) 活血化瘀中成药不等同于抗血小板药物或抗凝药物;活血化瘀中成药与抗凝药物华法林联用时,注意随访凝血功能 INR。

2.6.3 针灸一级预防

对中风先兆及预防中风的针灸方法在古籍里有较多涉及,如《针灸资生经》《太平圣惠方》《卫生宝鉴》等。但尚缺乏针灸预防中风的相关随机对照研究结果。

(1) 艾灸。取穴:足三里、绝骨。

温和灸法:此方法较为安全,适合在家中自我保健。将艾条燃着的一端与皮肤保持2~3 cm 距离,使患者皮肤产生温热感,两穴交替艾灸,每穴艾灸 5~10 min,隔日治疗1次,10 次为 1 个疗程。

也可采用直接灸,由于会出现灸疮,需在患者知情同意基础上,由专业医师进行治疗。

(2) 自我穴位按揉法。取穴:足三里、曲池、内关、涌泉、三阴交、百会、风池。糖尿病患者加用脾俞、肺俞、肾俞;高血压加用耳部降压沟、心、肾上腺。

用拇指揉按,用力均匀,手法轻柔,使穴位产生酸胀为度,每穴按揉 3 min,早晚各1次。

(3) 自我导引按摩法:又称两心、六阴经推擦法。用手心推擦手三阴经和用足心推擦足三阴经。通过自我导引按摩,导气令和、引体令柔,能使精气充盈、血脉流通;疏通经脉、调和气血、加强脏腑功能。对老年人有补益精血、滋水涵木、平肝潜阳的作用,从而达到预防中风的目的。

手心推擦前臂三阴经法:先用双手掌心互相快速摩擦 30~50 次,待其发烫后,用右手掌心沿左前臂内侧从手指端至肘部向心性反复推擦 30~50 次;然后,用左手掌心沿右前臂内侧从手指端至肘部向心性反复推擦 30~50 次。以直接推擦皮肤为好。通过反复对手三阴经脉和手心的摩擦,有热感向上臂传导(前臂三阴经是心、肺、心包三阴经脉的通道,此法有疏经活络、理气宁心、增强心肺功能的作用)。

足心推擦小腿三阴经法:术者取坐位或仰卧位屈膝;先用右足心沿左侧小腿内侧从膝部至踝部反复来回推擦 30~50 次;然后再用左足心沿小腿内侧从膝至踝部反复来回推擦 30~50 次。以直接推擦皮肤为好。要求被推擦的小腿和足心有明显的热感。小腿内侧和足是肝、肾、脾三阴经脉的通道,此法有疏经通脉、调和肝肾、疏理肝脾和降血压的作用。同时对足心涌泉穴的反复推擦,能达到滋肾阴、泻心火、引火归元之功。有助于老人步履轻松,足胫强健。

3　脑卒中的早期识别、现场处理和转运

3.1　脑卒中的早期识别

脑卒中的临床特点是症状突然出现，症状可表现为：① 一侧肢体（伴或不伴面部）无力或麻木；② 一侧面部口角歪斜或麻木；③ 说话不清或理解语言困难；④ 双眼向一侧凝视；⑤ 一侧或双眼视力丧失或模糊；⑥ 眩晕伴呕吐；⑦ 既往少见的严重头痛、呕吐；⑧ 意识障碍或抽搐。

如果患者突然出现上述任何一项症状，未恢复或很快完全恢复，都应该考虑急性脑卒中可能。

如果患者在既往病史中曾经突然出现上述任何一项症状，逐渐康复或很快完全恢复，应该考虑既往脑卒中可能。

3.2　现场处理和转运

现场处理包括迅速获取简要病史、简要评估和必要的急救处理。

简要病史包括：① 症状开始的时间；② 症状的性质；③ 近期患病史；④ 近期用药史；⑤ 既往病史。

简要评估包括：① 意识；② 生命体征：呼吸、脉搏、血压；③ 神经症状。

必要的急救处理包括：① 保持呼吸道通畅；② 吸氧；③ 建立静脉通道；④ 心电监护；⑤ 维持生命体征；⑥ 评估和纠正低血糖。

在急救处理时应避免：① 非低血糖患者输注含糖液体；② 过度降低血压；③ 大量静脉输液。

考虑急性脑卒中的患者，在现场处理同时，尽快将患者转运至附近有条件的医院（能24 h进行急诊CT检查）。如果患者发病在4.5 h以内，应立即、就近、快速转运至开展溶栓治疗的三级或二级医院。

考虑既往脑卒中的患者，如果患者以前未经神经专科医师明确诊断，应尽早转诊至有脑卒中专科（专病）的三级或二级医院。

4 缺血性脑卒中的二级预防

脑卒中复发率高，导致原有的神经功能障碍进一步加重，并使死亡率明显增加。因而在卒中首次发病后应立即启动二级预防。

脑卒中二级预防的目的是预防或降低再次发生脑卒中的危险，减轻残疾程度。针对发生过一次或多次脑卒中的患者，寻找脑卒中发生的原因，治疗可逆性病因，纠正所有可干预的危险因素。本节内容主要参考美国 2014 年 AHA/ASA 缺血性脑卒中二级预防指南、国内 2014 年缺血性脑卒中二级预防指南。

4.1 可干预危险因素控制

4.1.1 高血压

(1) 定期监测血压，参见一级预防。

(2) 高血压患者应接受脑血管评估，包括颈部动脉超声、经颅多普勒超声，如有必要转上级医院行 CTA、MRA、DSA。

(3) 改变生活方式，包括限盐、地中海饮食，减重，进行规律的有氧运动，戒烟，限制乙醇摄入。

(4) 降压药物的选择应个体化，考虑药物、脑卒中的特点和患者三方面因素。

(5) 降低血压的最佳药物配方尚不确定，有证据提示利尿剂以及利尿剂与 ACEI 合用是有益的。

(6) 血压控制目标值<140/90 mmHg。

4.1.2 糖尿病

(1) 定期监测血糖，参见一级预防。

(2) 采取综合治疗控制血糖，包括改进生活方式、饮食治疗、运动治疗和药物治疗。

(3) 血糖控制靶目标为糖化血红蛋白(HbA1c)<7%。

(4) 糖尿病患者更应积极治疗高血压、控制体重和降低胆固醇水平。

(5) 糖尿病患者控制血压目标值<140/90 mmHg。ACEI 或 ARB 类降压药获益明显。

(6) 糖尿病患者在严格控制血压、血糖基础上联合他汀类药物可以降低卒中风险。

4.1.3 血脂异常

(1) 非心源性缺血性脑卒中或 TIA 患者，推荐高强度他汀类药物长期治疗。

(2) 他汀治疗目标值，降低低密度脂蛋白胆固醇(LDL)≥50%，或小于 1.8 mmol/L

(70 mg/dl)。

(3) 他汀治疗的基础疗法是强调健康饮食和生活方式转变。

(4) 他汀类药物达最大治疗量仍无法使 LDL - C 达标，或服用他汀类药物有禁忌时，可以考虑联合或换用胆固醇吸收抑制剂或其他降脂药物，建议转上级医院就诊。

(5) 他汀类药物的安全性：有脑出血病史或脑出血高风险人群，应权衡风险和获益合理使用，建议转上级医院就诊；其他安全性建议参见一级预防。

4.1.4 肥胖

所有脑卒中或 TIA 患者均应使用体重指数(BMI)和腰围进行肥胖筛查，肥胖患者建议减重。

4.1.5 体力活动

(1) 缺血性脑卒中或 TIA 患者，如能参加体力活动，可以考虑至少每周 1～3 次、每次 40 min 的中-强度有氧运动(注：中等、高等强度有氧运动相应的心率标准，见附 7.4)。

(2) 对于有能力且愿意增加体力活动者，建议转上级医院就诊，推荐一项全方位、行为导向项目。

(3) 对于缺血性脑卒中后残疾的患者，建议转上级医院就诊，可由康复专家确定活动方案并指导体力活动。

4.1.6 营养

(1) 建议患者前往上级医院行营养评估，判断营养过剩或营养不良。

(2) 对营养不良者，建议转上级医院行营养咨询。

(3) 饮食强调蔬菜、水果、全谷物、低脂乳制品、禽类、鱼类、豆类、橄榄油和坚果的摄入，并限制糖类和红肉的摄入。

(4) 减少钠盐摄入，低于 2.4 g/d，也可进一步降低到 1.5 g/d，其与血压降至更低相关。

(5) 不推荐常规补充某种维生素或复合维生素。

4.1.7 戒烟与限制饮酒

应戒烟和限制饮酒，参见一级预防。

4.1.8 睡眠呼吸暂停

(1) 建议上级医院就诊，进行睡眠呼吸暂停的检测。

(2) 患有睡眠呼吸暂停者，应接受持续气道正压通气治疗，建议上级医院诊治。

4.1.9 高同型半胱氨酸血症

建议补充叶酸、维生素 B_6 以及维生素 B_{12}。

4.2 心源性栓塞的药物预防

4.2.1 房颤

(1) 对于房颤患者，建议转上级医院就诊制定抗栓(抗凝或抗血小板)治疗方案。

(2) 房颤患者抗栓治疗的推荐意见如下：① 伴有房颤(包括阵发性)的缺血性脑卒中

或 TIA 患者，推荐使用华法林口服抗凝治疗。② 新型口服抗凝剂可作为华法林的替代药物，包括达比加群、利伐沙班、阿哌沙班以及依度沙班。③ 抗凝治疗的目标 INR 值为 2.5，范围 2.0～3.0。④ 伴有房颤的缺血性脑卒中或 TIA 患者，应在发病 14 日内启动抗凝治疗；出血风险较高者，可考虑 14 日后启动抗凝治疗。⑤ 若不能接受口服抗凝治疗，推荐应用阿司匹林单药治疗，或阿司匹林联合氯吡格雷抗血小板治疗。⑥ 缺血性脑卒中或 TIA 患者，一般不推荐联合应用口服抗凝剂与抗血小板药物。⑦ 缺血性脑卒中或 TIA 患者，尽可能接受 24 h 动态心电图检查。对于原因不明的患者，延长心电监测时间，以明确是否存在房颤。

4.2.2 其他心脏病

合并心肌梗死、瓣膜性心脏病、人工心脏瓣膜等心脏病的缺血性脑卒中或 TIA 患者，建议转上级医院就诊，确定抗栓治疗方案。

4.3 非心源性缺血性脑卒中/TIA 的抗栓治疗

（1）对非心源性缺血性脑卒中/TIA 患者，推荐抗血小板治疗而非抗凝治疗预防脑卒中复发。

（2）抗血小板药物的选择：① 首选抗血小板药物：阿司匹林（50～325 mg/d）单药治疗，最佳剂量为 75～150 mg/d。氯吡格雷（75 mg/d）单药治疗。② 阿司匹林和氯吡格雷的替代治疗药物：阿司匹林（25 mg）＋缓释型双嘧达莫（200 mg），每日 2 次。西洛他唑（100 mg，每日 2 次）单药治疗。

（3）下列情况建议转上级医院诊治或随访：① 非心源性缺血性脑卒中或 TIA 患者，不推荐常规、长期应用阿司匹林联合氯吡格雷抗血小板治疗。联合用药患者，上级医院随访。② 有缺血性脑卒中/TIA、房颤和冠心病史患者，在抗凝治疗基础上加用抗血小板治疗以降低心脑血管事件的获益尚未确定，可转上级医院诊治。③ 在服用阿司匹林期间仍发生缺血性卒中的患者，其抗栓治疗方案由上级医院制订。④ 有脑出血病史的患者，其抗栓治疗方案由上级医院制订。

4.4 大动脉粥样硬化性卒中患者介入治疗

（1）所有大动脉粥样硬化性脑卒中或 TIA 患者，均应接受常规的预防措施，包括抗血小板治疗、他汀治疗和危险因素控制。

（2）下列情况建议转上级医院就诊，明确是否需要介入或外科干预：① 颅内大动脉重度狭窄（70%～99%）者。② 颅外颈动脉狭窄＞50%者。③ 颅外椎动脉狭窄，经最佳药物治疗后仍出现症状者。

（3）颅内大动脉轻度狭窄（＜50%）时，不需要介入干预；中度狭窄（50%～69%）者，不推荐介入治疗。

（4）颅外颈动脉狭窄＜50%时，不需要介入或外科干预。

4.5 中医药治疗

4.5.1 中药治疗

(1) 不推荐中成药替代抗血小板药物或抗凝药物。

(2) 不能耐受抗凝或抗血小板药物的脑卒中患者,建议中药治疗。

(3) 在规范西医二级预防基础上,仍然再卒中的患者,建议加用中药治疗。

(4) 常规脑卒中二级预防基础上联合中药治疗对于脑卒中二级预防可能更有益。

(5) 关于中药预防脑卒中复发,目前没有高级别的临床研究证据。

(6) 中药治疗在中医理论指导下,选择相应的治疗。

(7) 不建议 3 种以上(>3 种)中成药或 2 种以上(>2 种)同类作用的中成药联用。

(8) 抗凝药物华法林与活血化瘀中成药联用时,注意随访凝血功能 INR。

4.5.2 针灸二级预防

脑卒中二级预防方案可以参见一级预防(无后遗症患者)及恢复期(有后遗症患者)治疗方案。也可以根据患者具体情况,采用针刺与康复结合的三步针刺方案。

第一步:头穴针刺。可采用头针国际标准化方案。肢体偏瘫选择顶颞前斜线;语言障碍选择颞前线、颞后线;尿便障碍选择顶中线、顶旁一线;抑郁选择额中线、额旁一线。

操作同恢复期。

第二步:针刺头穴后留针,在康复师的指导下进行康复训练 20 min,尽量让患者保持患侧肢体的良性体位,在各关节活动范围内适当进行主动活动和被动关节活动度练习。训练应按照人类运动发育规律的顺序进行,由简到繁,由易到难,要维持正常姿势,发展正常的运动模式,避免出现病态运动,并自始至终贯穿心理康复治疗,强调家属积极参与。

第三步:头针继续留针,体穴针刺。

穴位选择同恢复期。

针刺方法同恢复期。

5 缺血性脑卒中恢复期和后遗症期的诊治

脑卒中急性期的时间划分尚不统一,一般指发病后 2 周以内,急性期后进入恢复期和后遗症期。患者急性期后,生命体征常平稳,然而大多数患者的神经功能残障,包括言语障碍、吞咽障碍、肢体瘫痪、感觉障碍、共济失调等症状持续存在。由于急性期后，患者大多数出院回家，社区医院成为脑卒中患者急性期后进一步康复的首选平台。

5.1 诊断

缺血性脑卒中恢复期：发病2周至6个月。

缺血性脑卒中后遗症期：发病6个月后。

5.2 治疗

缺血性脑卒中恢复期和后遗症期的治疗主要有两个目标：神经残障的进一步康复和预防再卒中。预防再卒中详见第五部分“脑卒中二级预防”；促进神经残障康复的治疗主要包括药物治疗、针灸治疗、推拿治疗和康复治疗。恢复期以康复治疗配合针灸、推拿治疗为主，药物治疗为辅；后遗症期主要是康复训练。

5.2.1 西药治疗

5.2.1.1 改善脑血循环

(1) 溶栓：恢复和后遗症期不使用。

(2) 抗血小板治疗：阿司匹林在恢复和后遗症期继续使用。既改善卒中预后，又起二级预防作用。

其他抗血小板药物，如氯吡格雷、西洛他唑、双嘧达莫＋阿司匹林复合制剂，在恢复和后遗症期可替代阿司匹林继续使用，起二级预防作用。

(3) 抗凝治疗：某些卒中患者(如房颤、心脏瓣膜病等有心源性栓子存在者)，在恢复和后遗症期可选择华法林等抗凝治疗，起二级预防作用。

(4) 降纤治疗：恢复和后遗症期不使用。

(5) 扩容治疗：恢复和后遗症期不使用。

(6) 扩血管治疗：恢复和后遗症期一般不使用。

5.2.1.2 神经保护治疗

(1) 依达拉奉：恢复和后遗症期不使用。

(2) 胞二磷胆碱：恢复期可使用，后遗症期一般不使用。

(3) 吡拉西坦：恢复和后遗症期均可使用，主要改善脑卒中后的认知障碍。

5.2.1.3 其他药物

(1) 改善卒中后认知药物：恢复和后遗症期可继续使用。

(2) 改善卒中后抑郁药物：恢复和后遗症期可继续使用。

5.2.2 中药治疗

(1) 中药汤剂治疗：目前尚无高级别循证证据推荐某一种方药治疗某一种证型，建议在中医理论指导下，根据患者中医证型，选择相应的治疗。

缺血性脑卒中(缺血性中风)恢复和后遗症期的中医证型分类主要基于专家共识。

建议参照2010年国家中医药管理局医政司颁布的《中风病(脑梗死)恢复期中医临床路径》,或者上海市中医诊疗常规(2003版)中风病中经络的辨证分型(两种分类类似)。

《中风病(脑梗死)恢复期中医临床路径》将缺血性脑卒中分为"气虚血瘀证、阴虚风动证、风火上扰证、痰瘀阻络证、痰热腑实证"5个证型,其辨证论治及方药参见附7.5。

(2) 中成药治疗:目前尚无高级别的循证证据推荐某一种中成药治疗脑卒中恢复期或后遗症期。社区医师可结合患者的病程、临床特点、药物的功效和适应证以及社区的可及性,选择相应的中成药。① 应选择有脑卒中适应证的中成药(参见附7.6)辨证施治。② 中成药针剂:一般不使用;在恢复期2～4周,可根据患者具体情况决定是否使用。③ 中成药口服制剂:不建议3种以上(＞3种)中成药或2种以上(＞2种)同类作用的中成药联用。

(3) 中药熏洗:若患侧肢体出现手指增粗或发亮,手掌皮肤粗糙、变厚,中医称为"手胀"。可采用中药局部熏洗。可选用川乌9 g,草乌9 g,当归15 g,川芎15 g,红花15 g,桑枝15 g,络石藤30 g,煎煮后取煎汤1 000～2 000 ml,趁热以其蒸气熏蒸患侧手部,待水温降低后,洗敷患侧胀大的手部及肢体,每日2次。

5.2.3 针灸治疗

强调在中医辨证指导下,根据疾病的分期、临床症状、中医证候,头针体针结合,制订个体化针灸治疗方案。恢复期、后遗症期应加强针灸、康复的联合治疗,建议选用靳三针法、贺氏三通针法的微通法、温通法、张力平衡针法等。

5.2.3.1 头针

(1) 取穴:可采用头针国际标准化方案。肢体偏瘫选择顶颞前斜线;语言障碍选择颞前线、颞后线;尿便障碍选择顶中线、顶旁一线;抑郁选择额中线、额旁一线。

(2) 操作:坐位或仰卧位,75%乙醇穴位皮肤常规消毒,选择30～50 mm毫针,平刺,快速刺入帽状腱膜下,得气后行快速小幅度提插捻转,每分钟200转,持续快速捻转1～2 min。留针20～30 min。

5.2.3.2 体针

(1) 取穴。主穴:内关、三阴交、合谷、太冲。

根据临床症状配穴。上肢不遂:取肩髃、曲池、外关、合谷。下肢不遂:取环跳、足三里、阳陵泉、风市。口角歪斜:取颊车、地仓。足内翻:取丘墟透照海、绝骨。足外翻:取中封、太溪。便秘:取天枢、丰隆、支沟。尿失禁:取中极、关元。吞咽障碍:取风池、翳风、完骨。言语不利:取廉泉、金津、玉液放血。手指握固:取合谷透三间。小脑共济失调:取风池透风池。

随证配穴。风火上扰证:取太冲、行间。痰瘀阻络证:取丰隆、合谷。痰热腑实证:取曲池、内庭、丰隆。阴虚风动证:取太溪、太冲。气虚血瘀证:取血海、足三里。

(2) 操作:仰卧位,75%乙醇穴位皮肤常规消毒。选择直径0.25～0.35 mm,长度30～75 mm一次性针灸针,根据患者肌肉丰厚程度、病情虚实,采用相应针刺深度及补泻手法。留针 20～30 min。

5.2.3.3 其他疗法

毫针针刺同时，也可以辅以电针、火针、腹针、项针、艾灸、罐法、放血疗法、芒针、水针等疗法。

5.2.4 推拿治疗

推拿主要用于治疗脑卒中恢复期和后遗症期患者的偏瘫，是用各种推拿按摩手法作用于穴位和有关部位，并配合进行特定的活动，以促使中风患者早日康复。这种治法的关键在于所应用的手法，一般要求在推拿医师的指导下进行。

5.2.4.1 卒中后偏瘫治疗

中风偏瘫的推拿治疗以治疗功能障碍侧为主，主要有以下方法。

上肢部：拿揉肩和整个上肢部；施㨰法于上肢屈侧的肌腹部；轻扣患侧三阳经；施掌擦法于手三阳经，从肩部至手背部往返至皮肤温热感为度；分别于患侧曲池、手三里、外关、合谷、劳宫施按揉手法；在患手井穴施点按法。

躯干部：先在颈、背部沿督脉及膀胱经施按揉法以及㨰法；点按风池、心俞、肝俞、脾俞、肾俞穴；按揉风府、天宗、大椎、筋缩、脊中、悬枢、命门，使其具有酸胀感为度；提拿肩井。

下肢部：施㨰法于下肢屈侧的肌腹部或肌肉丰厚处；拿揉下肢；点揉髀关、梁丘、血海、足三里、阴陵泉、阳陵泉、委中、承山等穴；自上至下擦下肢以发热为度；再在患脚井穴施点按法；从上至下拍击下肢。

5.2.4.2 卒中后肩手综合征的治疗

先点按肩井、天宗、肩髃、肩前俞、臂臑、曲池、手三里、合谷、内外劳宫等穴，继用㨰法施于肩部及上臂、前臂，接着用拿法、搓法施于患肢，再用捻法施于五指及抹法施于掌背掌心，最后做肩、肘、腕、指等关节的被动运动等。

5.2.5 康复治疗

参见“6 脑卒中恢复期和后遗症期的康复”。

6 脑卒中恢复期和后遗症期的康复

目前国内适合推广应用三级康复网。“一级康复”是指患者早期在医院急诊室或神经内科的常规治疗及早期康复治疗；“二级康复”是指患者在康复病房或康复中心进行的康复治疗；“三级康复”是指在社区或在家中的继续康复治疗。

社区康复医生在患者二级康复的基础上，根据患者的功能情况制定新的康复计划并继续康复治疗(附 7.7)，其工作内容为：

(1) 建立脑卒中患者的健康档案，系统记录，有条件可纳入专门数据库。

(2) 提供康复治疗。

(3) 提供康复信息与健康教育。不仅针对患者本人，同时针对患者家属、护理人员以及社区医务工作者。

在康复过程中，对脑卒中患者的病情、并发症、功能障碍、日常生活活动能力低下和社会参与受限，应尽可能用标准化的方法来评价。

(1) 建议应用标准有效的筛选工具，请适当的训练有素的临床人员对患者的情绪、运动、感觉、认知、交流和吞咽的缺陷进行筛选。

(2) 建议如果发现患者存在抑郁或焦虑、运动、感觉、认知、交流和吞咽的缺陷，应当由来自协调康复小组的适当临床人员进行正式的评价。

(3) 推荐使用以下经过信度、效度验证，并且广泛使用的评价方法。① 运动功能障碍：Brunnstrom 分级、Fugl - Meyer 运动功能、Motricity 指数。② 痉挛：改良 Ashworth 量表。③ 功能障碍的总体评价：Modified Rankin Scale(MRS)、NIH 卒中量表(NIHSS)、Stroke Impairment Assessment Set(SIAS)、中国卒中量表。④ 日常生活活动能力(ADL)：Barthel 指数(BI)。

(4) 建议评价结果和预期结果都与患者及其家庭成员/照顾者分享。

6.1 脑卒中运动功能障碍治疗

(1) 对于脑卒中后遗症的运动障碍，强烈建议不要等待自然恢复，而要进行康复活动。

(2) 为了增进功能障碍和 ADL 能力下降的恢复，建议增加康复的分量并进行强化。可以使用神经易化技术，但是尚无证据证实这些方法比传统的康复方法更有效。① 运动疗法：包括上、下肢抗痉挛模式运动疗法；上、下肢促进分离的运动疗法；上肢负重训练；坐位平衡训练；坐位到立位训练；站位平衡训练；步行训练等。② 作业疗法：包括日常生活活动能力训练；肩肘屈伸作业训练；前臂旋前旋后作业训练；增强上肢肌力的作业训练；增强手部肌力的作业训练；增强下肢肌力的作业训练；眼手上肢协调作业训练；下肢协调作业训练；平衡作业训练；手指精细活动作业训练；髋膝伸屈作业训练、踝伸屈作业训练等。③ 理疗：功能性电刺激、生物反馈治疗有增强上下肢肌力、步行能力、改善上肢运动功能和减少肩关节半脱位的作用，建议在通常的训练中增加这些治疗。

6.2 步行障碍的康复

(1) 为了改善步行能力，特别建议加大下肢的起立-坐下训练和步行训练。

(2) 对于脑卒中偏瘫伴足内翻的患者，为了改善步行能力，建议穿着短下肢矫形器

(AFO)。

(3) 当因痉挛造成的足内翻影响步行和日常生活时,建议用肉毒素小腿足底屈肌注射。

(4) 使用肌电和关节角度的生物反馈治疗,可以改善步行。

(5) 脑卒中伴有足下垂的患者,建议使用功能性电刺激(FES),但治疗效果保持时间短。

(6) 对于脑卒中患者进行平板步行训练,即使在平板上能够步行的患者,因其能在一定程度上改善步行能力,故仍推荐此训练。

(7) 推荐减重平板步行训练应用于步行障碍的康复。

6.3 上肢功能障碍的康复

(1) 对于瘫痪上肢,有许多康复的项目,强烈建议实行积极反复练习的程序,并促进瘫痪上肢在日常生活中的使用。

(2) 对中等瘫痪程度的肌肉,特别是为了增强腕背伸肌力,推荐用功能性电刺激。

6.4 语言障碍的治疗

言语和语言治疗的目标是: ① 促进交流的恢复;② 帮助患者制定交流障碍的代偿方法;③ 劝说和教育患者周围的人们,以满足患者促进交流、减少孤立的愿望和需求。

6.4.1 失语的治疗

(1) 对失语症应作系统的评价。希望用标准失语症检查法(SLTA)或ABC失语症检查法进行评价。虽然没有充分的科学依据,但对失语症仍建议进行专门的康复治疗。

(2) 作为治疗失语症的药物,已确认吡拉西坦有效,故建议可使用。

(3) 对卒中失语患者的干预措施可包括: 对语音和语义障碍进行治疗,强制性疗法及使用手势语。

(4) 以下方法用来提高失语患者的治疗效果: ① 进行志愿者(包括家庭成员或医务人员)的会话技巧训练,并使之参与患者的语言治疗;② 采用计算机辅助治疗程序。

(5) 推荐由语言治疗师对所有存在长期交流障碍的卒中患者进行评价并治疗其遗留的交流困难。

(6) 推荐由语言治疗师指导康复小组和家属/陪护一些技巧,以增强失语患者的交流能力。

(7) 卒中后失语的患者可考虑参加小组治疗。

(8) 卒中后失语的患者应尽早开始语言训练。

(9) 采用增强和替换交流系统对严重失语患者的功能活动可能有益。

6.4.2 构音障碍的治疗

(1) 以改善因构音障碍造成的交流障碍为目的的训练,虽然没有充分的科学依据,但仍建议进行。

(2) 推荐构音障碍的治疗方法包括：① 生物反馈和扩音器提高语音和改变强度；② 使用腭托代偿腭咽闭合不全；③ 使用诸如降低语速、用力发音、手势语等方法。

(3) 采用增强和替换交流系统对严重构音障碍患者的功能活动可能有益。

6.5 吞咽障碍的治疗与管理

(1) 脑卒中患者开始进食的时候，首先应在床边进行摄食吞咽功能的筛查评价，判断开始经口进食时期是否适当，建议确立好摄食的程序。床边的筛查包括反复咽唾沫及饮水试验，简便而有用。经筛查怀疑有吞咽障碍的患者，建议进行吞咽造影及在内窥镜下吞咽功能的评价等详细检查，以确立摄食程序，减少因误咽而引起肺炎等风险。

(2) 在摄食开始时，由语言治疗师等来评价并积极管理是重要的，建议对患者给予适当的讲解和指导。

(3) 当患者有严重吞咽障碍而经口进食困难时，强烈建议采取经皮内窥镜下胃造瘘术(PEG)，其在预后、安全性及营养管理方面均优于经鼻饲管营养。

(4) 间歇的口腔导管营养比经鼻饲管持续营养管理，更可期望改善吞咽功能，故予推荐。

(5) 颈部电刺激有改善吞咽功能的效果，可以考虑。

(6) 对咽部进行冷却刺激，没有证实对吞咽功能有短期或长期的改善效果，故不予推荐。

(7) 对有上食管括约肌松弛障碍者，可考虑用球形导管作间歇的空气扩张法，但没有充分的科学依据。

6.6 传统功法训练

(1) 两手托天理三焦：两腿自然直立，左右分开，与肩同宽；双手在丹田交叉，缓缓托起，在额头处转掌心向上，用力向上托举，如托天状，足跟随双手的托举而提起，保持 3 秒钟，双手分开，沿身体两侧缓缓还原。

(2) 风摆杨柳：站立位，一足平踏于地，不使移动；另一足转向外侧，形成“丁”字步，然后以腰为轴，转动身体，同时两手平举，随之旋转，使身体成为侧向姿势。随后改变方向，做同样动作。

(3) 太极推手训练：患者以健侧手臂帮助或自主上举患侧手臂，与医者面对，努力用手掌向外推，对抗医者对侧手臂阻力，同时向外侧画圆，之后将前臂弧形收回。并可健、患侧手臂交替进行。

(4) 左右倒卷肱：右腿在后微屈，左脚在前勾起，双臂微弯立手，如手抱琵琶状，身体向右侧转，右手向后抬起至耳端、提左膝屈右肘、退步左右手交错、虚步推掌。身体向左侧转，左手向后抬起至耳端、提右膝屈左肘、退步左右手交错、虚步推掌。

7 附

7.1 国家卫生和计划生育委员会“脑卒中风险筛查评估”表

针对 40 岁以上人群，依据以下 8 项危险因素筛查评估脑卒中高危人群。总分 8 分，≥3 分或有缺血性脑卒中/TIA 史，属脑卒中高危人群。

附表 5－1 国家卫生和计划生育委员会“脑卒中风险筛查评估”表

内　　容	评　分
① 高血压病史(>140/90 mmHg，或服用降压药)	1
② 糖尿病	1
③ 房颤、瓣膜病等心脏病	1
④ 血脂异常	1
⑤ 吸烟	1
⑥ 明显超重或肥胖(BMI>26 kg/m^2)	1
⑦ 很少体育活动	1
⑧ 脑卒中家族史	1
总分	

7.2 Essen 卒中风险评分表(Essen stroke risk score, ESRS)

针对脑卒中(非房颤)患者，评估复发风险。总分 0～9 分，0～2 分为低危，3～6 分为高危，7～9 分极高危。

附表 5－2 Essen 卒中风险评分表(Essen stroke risk score, ESRS)

内　　容	评　分
① 年龄(65～75 岁，1 分；>75 岁，2 分)	1～2
② 高血压	1
③ 糖尿病	1
④ 既往心肌梗死(MI)	1
⑤ 其他心血管疾病(非心房颤动、非心肌梗死)	1
⑥ 外周动脉疾病(PA)	1

续 表

内 容	评 分
⑦ 吸烟史	1
⑧ 既往 TIA/缺血性脑卒中病史	1
总分	

7.3 CHADS2 评估表

针对房颤患者，评估其脑卒中风险。总分 6 分，0 分，低危；1 分，低-中危；2 分，中危；3 分，高危；4 分以上极高危。

附表 5 - 3 CHADS2 评估表

内 容	评 分
C：Congestive heart failure（充血性心力衰竭）	1
H：Hypertension（高血压）	1
A：Age（年龄）≥75	1
D：Diabetes mellitus（糖尿病）	1
S2：Stroke or TIA（脑卒中或一过性脑供血不足）	2
总分	

7.4 标准杯乙醇含量和有氧运动心率标准

7.4.1 1 个标准杯的乙醇含量

注：1 个标准杯＝12 g 乙醇，相当于白酒（50％乙醇浓度）半两（25 ml），红葡萄酒或黄酒（13％乙醇浓度）2 两（100 ml），啤酒（5％乙醇浓度）半斤（250 ml）。

7.4.2 中等、高等强度有氧运动相应的心率标准

注：中等强度有氧运动的心率＝［（220－年龄）×60％］～［（220－年龄）×70％］

高等强度有氧运动的心率＝［（220－年龄）×70％］～［（220－年龄）×80％］

7.5 2010 年国家中医药管理局医政司颁布的《中风病（脑梗死）恢复期中医临床路径》中的中医证型，及其辨证论治方药

7.5.1 气虚血瘀证

主症：半身不遂，口舌歪斜，言语謇涩或不语，感觉减退或消失，发病突然。

辨证要素：面色淡白，气短乏力，心悸自汗，便溏，舌质暗淡，有齿痕，舌苔薄白或白腻，脉细缓或细涩。

治法：益气活血，通经活络。

方药：补阳还五汤加减。

7.5.2 阴虚风动证

主症：同前。

辨证要素：眩晕耳鸣，咽干口燥，手足心热，舌质红或暗淡，少苔或无苔，脉细弦或数。

治法：滋阴潜阳，熄风通络。

方药：育阴通络汤加减，或左归丸、地黄饮子、镇肝熄风汤加减。

7.5.3 风火上扰证

主症：同上。

辨证要素：眩晕头痛，面红目赤，心烦咽干，便秘尿黄，舌质红绛，舌苔黄或燥，脉弦有力。

治法：平肝潜阳，通经活络。

方药：羚角钩藤汤或天麻钩藤饮加减。

7.5.4 痰瘀阻络证

主症：同前。

辨证要素：手足拘挛、头晕目眩，舌苔白腻或黄腻，脉弦滑。

治法：熄风化痰，通经活络。

方药：半夏白术天麻汤合血府逐瘀汤加减，或化痰通络方、解语丹、导痰汤、涤痰汤、大活络丹、小活络丹加减。

7.5.5 痰热腑实证

主症：同前。

辨证要素：头痛目眩、咯痰或痰多、腹胀便干便秘、质暗红、苔黄腻、脉弦滑或偏瘫侧弦滑而大。

治则：化痰通腑。

方药：大承气汤合二陈汤加减，或合用半夏白术天麻汤、解语丹、导痰汤、涤痰汤等加减。

7.6 有脑卒中(中风)适应证的中成药一览表(主要基于2010版上海市基层医疗卫生机构药物目录)

附表5-4 有脑卒中(中风)适应证的中成药一览表

类别	药物	功效	适应证
开窍剂	安宫牛黄丸	清热解毒，镇惊开窍	热病，邪入心包，高热惊厥，神昏谵语；中风昏迷及脑炎、脑膜炎、中毒性脑病、脑出血、败血症见上述证候者
	苏合香丸	芳香开窍，行气止痛	痰迷心窍所致的痰厥昏迷、中风偏瘫、肢体不利，以及中暑、心胃气痛

续 表

类别	药　物	功　效	适 应 证
祛瘀剂	脑安胶囊	活血化瘀,益气通络	脑血栓形成急性期,恢复期属气虚血瘀症候者症见急性起病,半身不遂,口舌歪斜,舌强语謇,偏身麻木,气短乏力,口角流涎,手足肿胀,舌暗或有瘀斑,苔薄白等
	脑血栓片	活血化瘀,醒脑通络,潜阳熄风	因瘀血、肝阳上亢出现之中风先兆,如肢体麻木、头晕目眩等和脑血栓形成出现的中风不语、口眼歪斜、半身不遂等症。具有预防和治疗作用
	银丹心脑通软胶囊	活血化瘀,行气止痛,消食化滞	气滞血瘀引起的胸痹,症见胸痛、胸闷、气短、心悸等;冠心病心绞痛、高脂血症、脑动脉硬化,中风、中风后遗症见上述症状者
	血府逐瘀丸(胶囊)	活血祛瘀,行气止痛	头痛、眩晕、脑损伤后遗症、冠心病、心绞痛等
	银杏叶胶囊(片)	活血,化瘀,通络	瘀血阻络引起的胸痹、心痛、中风、半身不遂、舌强语謇;冠心病稳定性心绞痛、脑梗死见上述证候者
	灯盏花素片	活血化瘀,通络止痛	中风后遗症、冠心病、心绞痛属瘀血阻络证者
	通心络胶囊	益气活血,通络止痛	冠心病心绞痛属心气虚乏、血瘀络阻证。亦用于气虚血瘀络阻型中风病,症见半身不遂或偏身麻木,口舌歪斜,言语不利
治风剂	强力天麻杜仲胶囊	散风活血,舒筋止痛	中风引起的筋脉掣痛,肢体麻木,行走不便,腰腿酸痛,头痛头昏等
	培元通脑胶囊	益肾填精,熄风通络	缺血性中风中经络恢复期肾元亏虚,瘀血阻络证,症见半身不遂、口舌歪斜、语言不清、偏身麻木、眩晕耳鸣、腰膝酸软、脉沉细
	中风回春片(丸)	活血化瘀,舒筋通络	痰瘀阻络,中风偏瘫,半身不遂,肢体麻木
	华佗再造丸	活血化瘀,化痰通络,行气止痛	痰瘀阻络中风恢复期和后遗症,症见半身不遂、拘挛麻木、口眼歪斜、言语不清
	人参再造丸	益气养血,祛风化痰,活血通络	用于气虚血瘀、风痰阻络所致的中风,症见口眼歪斜、半身不遂、手足麻木、疼痛、拘挛、言语不清
祛湿剂	血脂康胶囊	除湿祛痰,活血化瘀,健脾消食	用于脾虚痰瘀阻滞症的气短、乏力、头晕、头痛、胸闷、腹胀、食少纳呆等;高脂血症;也可用于由高脂血症及动脉粥样硬化引起的心脑血管疾病的辅助治疗
	脂必妥片	健脾消食,除湿祛痰,活血化瘀	用于脾瘀阻滞,症见气短、乏力、头晕、头痛、胸闷、腹胀、食少纳呆等;高脂血症;也可用于高脂血症及动脉粥样硬化引起的其他心脑血管疾病的辅助治疗

7.7 脑卒中社区康复流程图

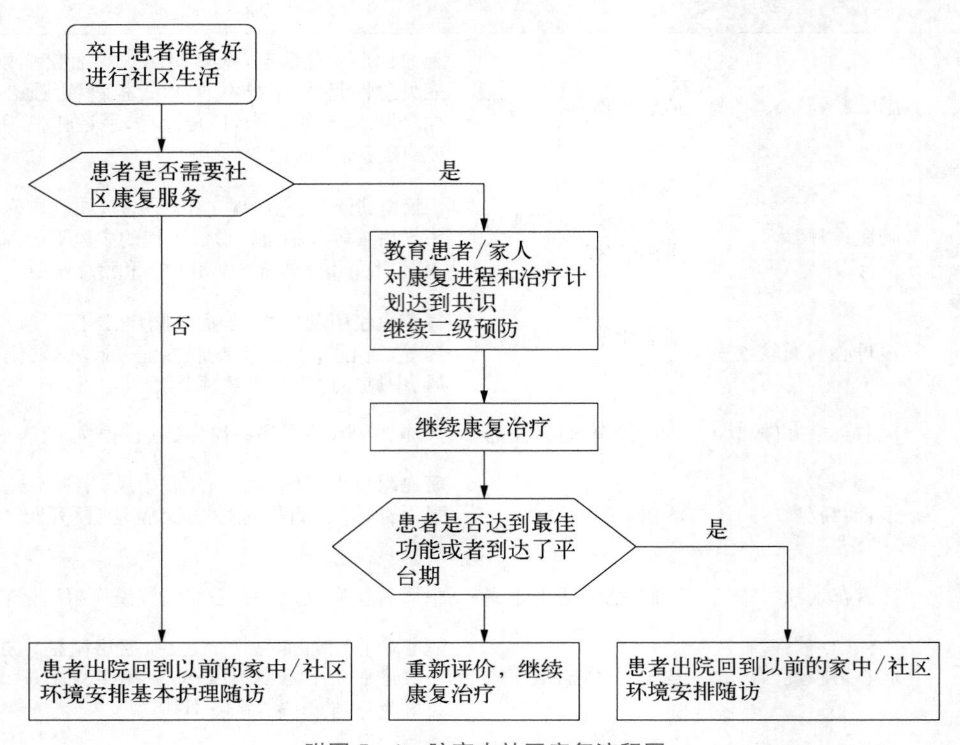

附图 5-1 脑卒中社区康复流程图

第六章

胃食管反流病

编写小组

组　长　李　黎

副组长　孙　吉

组　员　（以姓氏笔画为序）

于心同　王宏伟　王晓素　邓玉海　史静卉　朱生樑　汤　瑾

孙　吉　孙永顺　李　超　李　黎　陈　燕　周秉舵　程艳梅

胃食管反流病(gastroesophageal reflux disease, GERD)是由多种因素造成的消化动力障碍性疾病,目前定义为由胃内容物反流入食管,引起不适症状和(或)并发症的一种疾病。在欧美国家胃食管反流病非常多见,发病率约为15%～30%。随着生活方式的改变与饮食结构的调整,我国胃食管反流病的患病人群日益增多。在1997年我国北京、上海的一项流行病学调查显示,GERD患病率为5.77%,近年在中国西安地区进行的关于GERD的调查中,GERD主要症状、GERD、异常胃食管反流和反流性食管炎的发生率分别为16.98%、3.87%、3.49%和2.4%。

胃食管反流病的西医和中医诊疗各有优势,中西医结合诊疗方案更能取长补短,凸显各自特点和优势,有效控制临床症状,提高患者生活质量。随着西医、中医诊疗共识的相继推广,中西医结合诊疗方案也已趋成熟,疗效较为确切,适宜在基层卫生机构推广应用。为了进一步完善上海市基层社区胃食管反流病的诊疗规范,促进胃食管反流病中西医结合诊疗水平的提高,针对社区患病人群特点和诊疗环境,以期能够为上海市基层社区胃食管反流病的中西医结合诊疗工作提供指导性意见为目标编写本指南。本指南适用于各社区卫生服务中心的中医师、中西医结合医师、全科医师。

1 西医诊断

GERD的诊断应以患者临床反流症状为基础，结合胃镜、24 h食管pH及胆红素监测、食管测压等检查、质子泵抑制剂(PPI)试验、反流性疾病问卷综合考虑。

1.1 临床表现

1.1.1 典型症状

GERD的典型症状有烧心、反流。

1.1.2 非典型症状

GERD的非典型症状包括胸痛、上腹痛、上腹烧灼感、嗳气等。非心源性胸痛以胃食管反流为最常见的病因，胸痛患者需先排除心脏因素后才能进行胃食管反流评估。

1.1.3 食管外症状

GERD的食管外症状最常见的有咳嗽、咽喉症状、哮喘和牙蚀症等。这些症状可能因反流引起，也可能与反流相关。当反流物被吸入气管及肺部，可引起支气管炎、吸入性肺炎、哮喘、肺不张、肺间质纤维化等呼吸道疾病。咽喉炎、牙酸蚀症、鼻窦炎、耳炎、呼吸睡眠暂停综合征等疾病也被证实可能与反流呈因果关系，或互为因果。

1.1.4 重叠症状

GERD与功能性消化不良常有症状重叠，腹胀、早饱、嗳气等与胃排空延迟有关的症状在GERD患者中非常常见。部分患者可与肠易激综合征便秘型与腹泻型相重叠，出现反复便秘或腹泻的表现。

1.1.5 生活质量与精神心理状态

GERD患者常因症状反复发作、难以治愈、需长期服用药物等因素引起生活质量的降低，久则产生精神心理障碍。焦虑抑郁情绪在患病人群中较为普遍，由于焦虑、抑郁或夜间反流又可引起不同程度的睡眠障碍。

1.2 并发症

1.2.1 上消化道出血

当胃食管反流病并发食管溃疡时，可引起上消化道出血，临床表现为呕血或黑便。需及时转上级医院行急诊内镜检查以明确活动性出血灶的部位，并进行相应治疗。

1.2.2 食管狭窄

食管狭窄是GERD较为严重的并发症之一。在食管狭窄发生早期，可无明显临床症

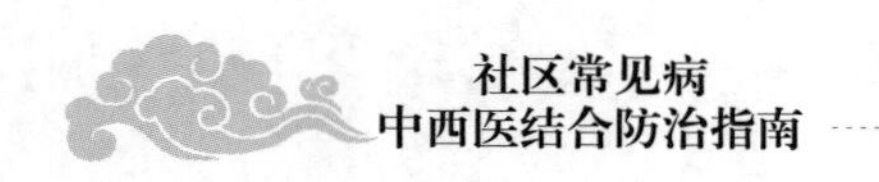

状。随着狭窄程度的加重，可出现进行性的吞咽困难、吞咽疼痛和进食梗阻。需及时转上级医院行内镜检查以明确诊断。

1.3 辅助检查

1.3.1 内镜检查

胃镜检查是目前诊断胃食管反流病最常用的手段。根据胃镜检查结果，可以区分胃食管反流病的三种类型：① 有典型反流症状，胃镜检查未见明显食管炎症的非糜烂性反流病；② 胃镜检查可见明显炎症的反流性食管炎；③ 胃镜检查结合食管组织活检证实食管远端鳞状上皮被柱状上皮所替代的 Barrett 食管。

此外通过胃镜检查可判断反流性食管炎的严重程度以及是否存在并发症。较为常用的是 1994 年美国洛杉矶世界胃肠病大会制订的 LA 分类法。

【反流性食管炎分级标准】

1994 年美国洛杉矶世界胃肠病大会制定的洛杉矶分类法(LA 分类法)。

A 级：食管黏膜有一个或几个黏膜破损，长度小于 5 mm；

B 级：一个或几个黏膜破损，长度大于 5 mm，但破损间无融合现象；

C 级：超过 2 个皱襞以上的黏膜融合性损伤，但小于 75%的食管周径；

D 级：黏膜破损相互融合范围累积至少 75%的食管周径。

1.3.2 食管反流监测

食管反流监测是 GERD 的有效检查方法。包括食管 pH 监测、食管阻抗- pH 监测和无线胶囊监测。未使用 PPI 者可选择单纯 pH 监测，正在使用者则需加阻抗监测以检测非酸反流。食管反流监测可判定胃食管反流病的反流类型，进一步分为酸反流、弱酸反流及和非酸反流。

1.3.3 食管测压

食管测压可测定食管各部分在静息时和吞咽时的压力变化以及上食管括约肌和咽肌群间的协调运动，可用于指导 pH 电极定位、评估术前食管功能、预测手术疗效。此外，食管测压能帮助预测抗反流治疗的疗效并判断是否需要长期维持治疗，如食管下端括约肌的压力不低，可按需维持治疗，反之则需连续维持治疗。

1.4 诊断标准

由于 GERD 患者临床表现多样，除典型的反流症状外，常伴有食管外症状，所以 GERD 的诊断应以患者临床反流症状为基础，结合辅助检查综合考虑。

(1) 如患者有典型的烧心、反酸等反流症状，又无幽门梗阻或消化道梗阻证据，临床上可考虑是 GERD。可通过内镜检查或 24 h pH 及胆红素监测明确诊断。

(2) 如有食管外症状，又有反流症状，可考虑是与反流相关或可能相关的食管外症状，例如反流相关的咽喉不适、咳嗽、哮喘。可通过内镜检查或 24 h pH 及胆红素监测明

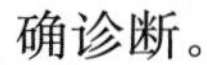

确诊断。

(3) 如仅有食管外症状，而无典型的烧心和其他反流症状，尚不能诊断 GERD，宜进一步了解食管外症状发生的时间、与进餐和体位的关系以及其他诱因。

(4) 需注意有无重叠症状(如肠易激综合征或消化不良相关症状)、焦虑抑郁状态以及睡眠障碍等。

1.5　社区筛查标准

对疑似本病患者，即临床表现为反酸、烧心、反胃、嗳气等典型反流症状，或以食管外症状，如咽喉不适、咽部异物感、呛咳、胸痛等症状为主，伴随反酸、烧心等典型反流症状的患者，推荐以质子泵抑制剂诊断性试验(PPI 试验)进行筛查。

建议使用标准剂量，每日 2 次，疗程 1～2 周。如：奥美拉唑，20 mg，每日 2 次，餐前口服，连续服用 1 周。如果服药后症状明显改善，则支持本病诊断；如症状并无改善，需转上级医院行相应辅助检查明确诊断。

1.6　鉴别诊断

1.6.1　心源性疾病

当患者以胸痛为主诉时，极易与心源性疾病相混淆。应做心电图检查，如有异常，需及时转上级医院就诊。

1.6.2　其他病因引起的食管炎症

反流性食管炎以远段食管为主；感染性食管炎常在食管的中、近段，病变弥漫，确诊需病原学证据；药物性食管炎常在近段食管尤其在主动脉弓水平有单个溃疡，患者常有服用四环素、氯化钾或奎尼丁等药物的病史。

1.6.3　食管癌

食管癌的典型症状是进行性吞咽困难，内镜检查可协助明确诊断。

2　中 医 辨 证

胃食管反流病患者以“气逆”为主要证候，根据临床表现，又分归为热、郁、虚三类证候，热证有胃热、肝热、胆热、虚热等；郁证有气郁、痰郁、血郁等；虚证又有脾虚、气虚等。这三类证候主要临床表现为：

2.1 气逆以热证为主者

主要症候：反胃，反酸，烧心，胸痛，心烦易怒，嘈杂易饥，大便干结等。

2.2 气逆以郁证为主者

主要症候：反胃，反酸，咽部异物感，胸骨后不适，嗳气，胃胀，夜间呛咳等。

2.3 气逆以虚证为主者

主要症候：反胃，泛吐清水，嗳气，口干，食难下咽，神疲乏力等。

3 西医治疗

3.1 内科药物治疗

3.1.1 质子泵抑制剂(proton pump inhibitor, PPI)

首选以奥美拉唑为代表的PPI制剂，通过非竞争性不可逆的对抗作用，抑制壁细胞表面的 $H^{+}-K^{+}-ATP$ 酶来抑制胃酸分泌，从而减少反流物对食管黏膜的损伤。

服用方法：奥美拉唑肠溶胶囊/片剂，20 mg，每日2次，空腹口服，连续治疗8周为1个疗程。

注意事项：如2周后症状仍无减轻，需及时转上级医院诊治。

3.1.2 H2受体阻滞剂(H2 receptor antagonist, H2RA)

H2受体阻滞剂仅适用于轻至中度GERD治疗，常用药物为法莫替丁、雷尼替丁。

服用方法：法莫替丁片剂/胶囊，20 mg，每日2次，空腹口服；雷尼替丁片剂/胶囊，150 mg，每日2次，空腹口服。

3.1.3 促胃肠动力药

促动力药可作为抑酸药物治疗的辅助用药。常用的促胃肠动力药有多潘立酮、莫沙比利、伊托比利等。

服用方法：多潘立酮片剂(吗丁啉)，10 mg，每日3次，餐前口服；莫沙必利，5 mg，每日3次，餐前口服。

3.2 其他治疗

如临床症状严重、内科药物治疗无法缓解的患者，或拒绝服药治疗的患者可考虑

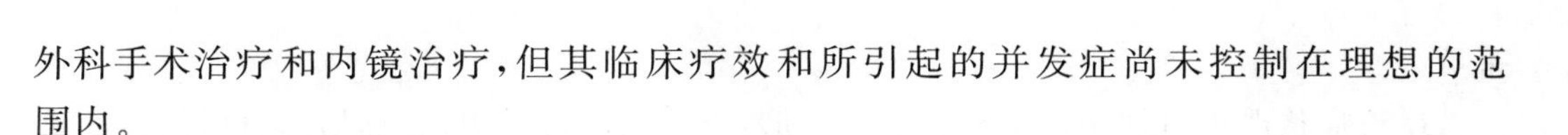

外科手术治疗和内镜治疗，但其临床疗效和所引起的并发症尚未控制在理想的范围内。

3.2.1　腹腔镜手术治疗

外科抗反流手术可以加强食管-胃交界抗反流屏障，腹腔镜下胃底折叠术是一种可选的较为成熟的治疗方法，它可以治愈胃食管动力学紊乱而使其易让人接受，并且有创伤小、恢复快、并发症少、美容效果好的特点，包括 360°全胃底折叠术的 Nissen 术和胃底 270°折叠的 Toupet 术。一般首选 Nissen 术。

3.2.2　内镜治疗

目前常用的内镜治疗方法有内镜缝合治疗、射频治疗、内镜下注射或植入治疗和新近发明的内镜下全层折叠系统。其中内镜缝合治疗和射频治疗是唯一经美国 FDA 批准用于治疗 GERD 的内镜治疗术，但还需大样本、随机、双盲试验来评价这两种内镜治疗术治疗 GERD 的作用。

4　中医治疗

4.1　中医治疗的适用人群

胃食管反流病临床表现多样，且常常影响睡眠、食欲、情绪，降低患者的生活质量。西医治疗的靶点相对单一，抑酸作用强，但无法同时缓解患者的全身症状，而中医更强调整体调治和个体化治疗，对临床表现多样的患者更加适用。针对社区人群患病特点，推荐对以下几类患者可在西药治疗的基础上结合中医治疗，或在西药治疗标准疗程结束后以中医疗法维持治疗：

(1) 食管外症状如咽部异物感、呛咳、上腹胀等表现明显的患者。

(2) 兼有胆汁反流，临床表现为口苦、口气重等症状的患者。

(3) 兼有失眠、便秘或腹泻、食欲不振、抑郁表现的患者。

(4) 反酸、烧心症状严重，奥美拉唑仅能部分缓解的患者。

(5) 对长期服用西药后的副作用有担忧的患者。

4.2　中医辨证论治

4.2.1　气逆以热证为主者

以柴胡疏肝散合左金丸加减治疗：陈皮、柴胡、川芎、枳壳、芍药、甘草、香附、黄连、吴茱萸。

反流症状严重可加用旋覆梗、代赭石、煅瓦楞子、乌贼骨等；心烦易怒、口苦、口气重可加用栀子、牡丹皮、龙胆草等；嘈杂易饥可加黄精、玉竹、天花粉、珍珠母等；大便干结可加用虎杖、望江南、大腹皮等。

本型患者可根据临床症状在六味安消散/胶囊、健胃愈疡片、加味左金丸、茵栀黄颗粒等中成药中选择用药。

4.2.2　气逆以郁证为主者

以半夏厚朴汤为主方加减治疗：半夏、厚朴、茯苓、苏子、生姜。

咽部异物感、咽部不适可加用玉蝴蝶、苏叶、连翘、象贝母等；咳嗽、咳痰可加用紫菀、百部等；胸骨后不适可加用瓜蒌、砂仁等；胸骨后刺痛可加用炙没药、当归、赤芍等；进食后早饱、食欲不振可加用炒山楂、炒神曲、炒谷芽、鸡内金等；嗳气，两胁肋胀痛可加用佛手、郁金等；夜间入睡困难或入睡后易醒可加用川芎、夜交藤、合欢皮、酸枣仁等。

本型患者可根据临床表现在舒肝片、气滞胃痛颗粒、胃苏颗粒、舒肝解郁胶囊等中成药中选择用药。

4.2.3　气逆以虚证为主者

以四逆散合四君子汤加减治疗：柴胡、白芍、枳壳、甘草、党参、茯苓、白术。

反胃、泛吐清水者可加用丁香、旋覆梗、代赭石、煅瓦楞子等；畏寒、肢冷可加用干姜、高良姜、吴茱萸等；口干可加用北沙参、石斛、百合等；大便溏薄可加用山药、芡实、赤石脂等。

本型患者可根据临床表现在养胃颗粒、理中丸、温胃舒胶囊等中成药中选择用药。

4.3　针刺疗法

针刺疗法一方面对消化道黏膜具有保护作用，另一方面可调节幽门括约肌的功能，防止十二指肠内容物的反流。

选穴：实证用内关、足三里、中脘；虚证用脾俞、胃俞、肾俞、膻中，配曲池、合谷、太冲、天枢、关元、三阴交等。

操作：实证以泻法和平补平泻为主，虚证以补法和平补平泻为主。热证加刺阳陵泉，用泻法；寒证用补法，并加艾灸。可配合电针，进针得气后，接电针仪，留针 30 min。

4.4　灸法

灸法对胃食管反流病以虚证、寒证表现为主者有良好的辅助治疗效果。

选穴：选中脘、足三里、天枢、公孙、太冲、脾俞、胃俞、大肠俞、神阙等穴。

操作：采用清艾条点燃，先施回旋灸 2 min 温热局部气血，继以雀啄灸 1 min 加强敏化，循经往返灸 2 min 激发经气，再施以温和灸发动感传，开通经络。

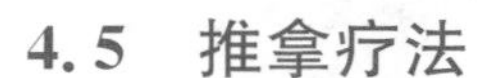

4.5　推拿疗法

推拿按摩胃部、膀胱经、任脉、胃经各穴可增强胃蠕动，促进胃排空。

选穴：选取中脘、天枢、章门、足三里、气海、关元等穴。

操作：腹部按摩推拿程序为顺时针，每次共 25 min，隔日 1 次，每周 3 次，连续 4 周。患者在家中可行腹式呼吸，顺时针摩腹。

4.6　耳穴疗法

临床多采用王不留行籽或磁珠于耳穴贴压固定增强疗效。

选穴：主穴：神门、皮质下、内分泌、肝、胃、食管。热证表现为主者酌加心、脾、胆、交感；郁证表现为主者酌加脾、交感、三焦；虚证表现为主者酌加脾、肾、贲门；失眠、心悸，酌加心、垂前；恶心、呕吐，酌加贲门、耳中。

操作：用 75%乙醇擦净耳廓，将王不留行籽或磁珠置于 0.5 cm×0.5 cm 见方的胶布块上，随后对准穴位贴压固定，嘱患者每日自行对耳穴贴压处按压 3～4 次，每次 5～6 min，每次按压使耳部发热为宜。5 次为 1 个疗程。

4.7　足部疗法

中药浸泡双足加按摩作为中西药物的辅助措施，能治疗胃食管反流病患者中以虚证或寒证或气滞表现为主者，对失眠、早饱、大便溏薄等症状亦有改善效果。

选穴：食道、胸部、胸腺、胸椎、胃、十二指肠、肝、胆、脾、腹腔神经丛肾上腺等反射区。

操作：根据辨证，双足浸泡于四君子汤、柴胡疏肝散、桃红四物汤等中药中 30 min 后进行足底按摩。

4.8　其他疗法

可根据基层医院的条件选用穴位敷贴、穴位埋线、红外线理疗等外治法辅助治疗。

5　生活方式管理

5.1　心理调适

胃食管反流患者往往存在一定程度的肝气郁结之象，所以保持心情舒畅尤为重要，宜疏导患者，修养积极乐观的心态，及时调节好心情，以利疾病早日康复。

5.2 饮食禁忌

(1) 饮食宜少食多餐，忌暴饮暴食。

(2) 减少高脂肪膳食的摄入，要控制饮食，平衡营养。

(3) 忌食咖啡、巧克力、薄荷等可能降低下食管括约肌张力的食物。

(4) 禁烟、酒。长期大量摄入乙醇，可刺激食管，加重反流，吸烟也可能降低下食管括约肌张力。

(5) 避免进食过冷、过热及甜酸辛辣等刺激性食物。水果宜控制摄入量，可选择橙、柑橘、苹果等水果，并在饭后半小时后食用。

5.3 用药指导

避免服用可降低下食管括约肌张力和影响胃排空的药物，如抗胆碱能药、三环类抗抑郁药、硝酸甘油制剂、钙离子拮抗剂、茶碱、β_2 肾上腺素能受体激动剂等。

5.4 起居调摄

(1) 由于反流易发生在夜间，睡眠时应抬高床头(15～20 cm)。

(2) 睡前不进食，晚餐与入睡的间隔应拉长，不得少于 3 h，以减少夜间食物刺激泌酸。

(3) 每餐后让患者处于直立位或餐后散步，借助重力促进食物排空，避免剧烈运动。

6 转上级医院或住院治疗的指征

(1) 无法明确诊断，诊断性治疗亦无明显效果。

(2) 治疗中症状明显加剧或出现新的临床表现，中西医方案均无法缓解。

(3) 食管溃疡伴出血。

(4) 食管狭窄。

(5) 有严重的合并症(如心力衰竭或新出现的心律失常)。

参考文献

[1] 中国胃食管反流病共识意见专家组. 中国胃食管反流病共识意见(2006.10 三亚)[J]. 中华内科杂志,2007,46(2): 170－173.

[2] 潘国宗,许国铭,郭慧平,等. 北京上海胃食管反流症状的流行病学观察[J]. 中华消化杂志,1999,19(4): 223－226.

[3] Jin-Hai Wang, Jin-Yan Luo, Lei Dong, et al. Epidemiology of gastroesophageal reflux disease: A general population-based study in Xi'an of Northwest China[J]. World J Gastroenterol, 2004, 10(11): 1647－1651.

[4] 周仲瑛. 中医内科学(第 1 版)[M]. 北京: 中国中医药出版社,2003.

[5] 周丽雅,陈旻湖. 胃食管反流病[M]. 北京: 北京大学医学出版社,2007.

[6] 胃食管反流病的蒙特利尔定义和分类-基于循证医学的全球共识[J]. 中华消化杂志,2006,10(26): 686－689.

[7] 中华中医药学会脾胃病分会. 胃食管反流病中医诊疗共识意见(2009,深圳)[J]. 中医杂志,2010,51(9): 844－847.

[8] 中国中西医结合学会消化系统疾病专业委员会. 胃食管反流病中西医结合诊疗共识意见(2010)[J]. 中国中西医结合杂志,2011,31(11): 1550－1553.

[9] 中华医学会消化病分会. 2014 年中国胃食管反流病专家共识意见[J]. 中华消化杂志,2014,34(10): 649－661.

7 附

7.1 社区推荐的胃食管反流病诊治流程

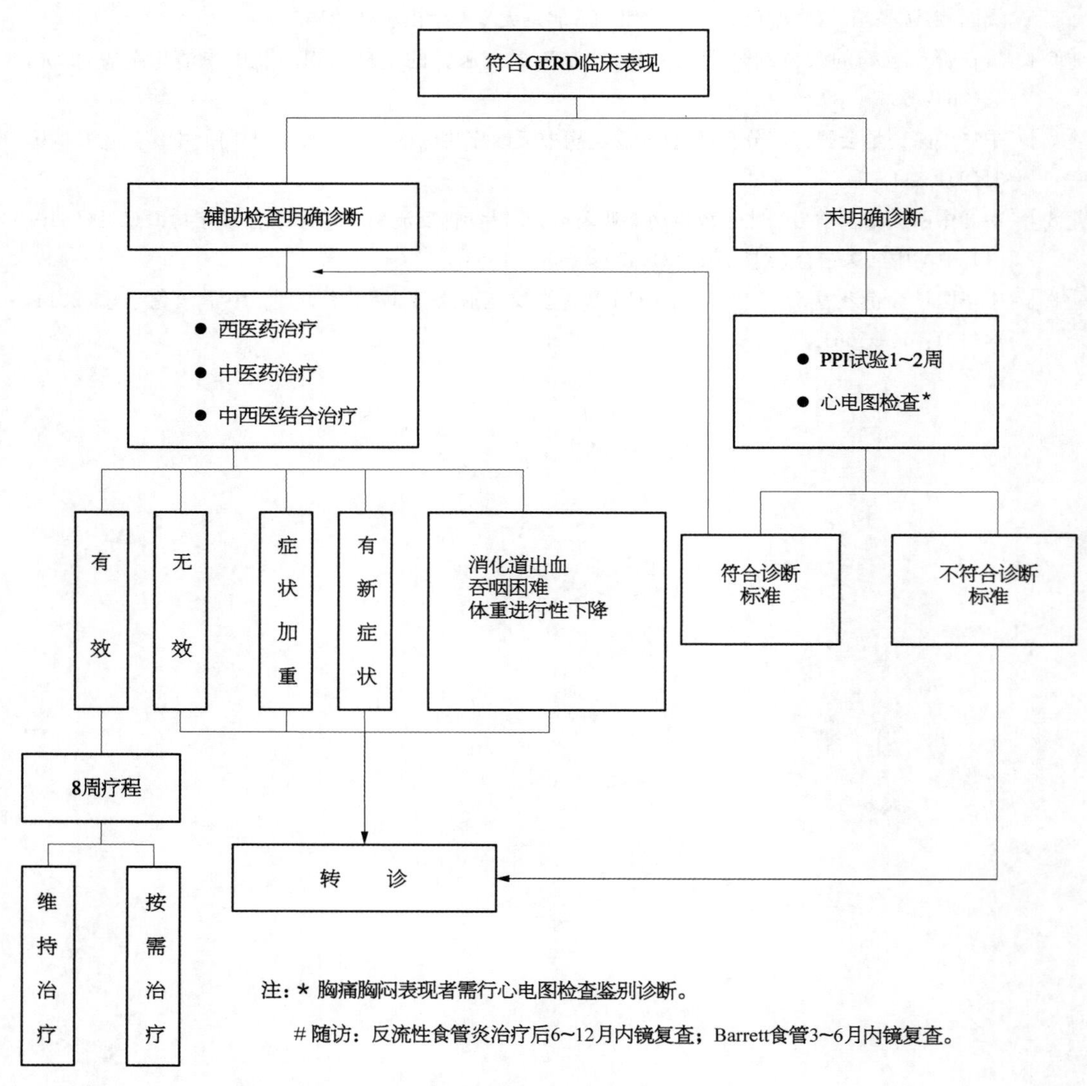

附图 6－1　社区推荐的胃食管反流病诊治流程

7.2 社区推荐的胃食管反流病中西医结合治疗方案

附表 6-1 社区推荐的胃食管反流病中西医结合治疗方案

治疗方案	临诊辨病与辨证		
	气逆兼热证	气逆兼郁证	气逆兼虚证
临床表现	烧心，反流，胸痛，心烦易怒，嘈杂易饥，大便干结	烧心，反流，咽部异物感，胸骨后不适，嗳气，胃胀，夜间呛咳	反流，泛吐清水，嗳气，口干，食难下咽，神疲乏力
西医内服药	奥美拉唑、雷贝拉唑、兰索拉唑等（必选）； 莫沙必利、吗丁啉等（可选）	奥美拉唑、雷贝拉唑、兰索拉唑等（必选）； 莫沙必利、吗丁啉等（可选）	奥美拉唑、雷贝拉唑、兰索拉唑等（必选）； 莫沙必利、吗丁啉等（可选）
中药水煎剂	柴胡疏肝散合左金丸加减	半夏厚朴汤加减	四逆散合四君子汤加减
中成药	六味安消散/胶囊、健胃愈疡片、加味左金丸、茵栀黄颗粒	舒肝片、气滞胃痛颗粒、胃苏颗粒、舒肝解郁胶囊	养胃颗粒、理中丸、温胃舒胶囊
针刺疗法	实证用内关、足三里、中脘；虚证用脾俞、胃俞、肾俞、膻中，配曲池、合谷、太冲、天枢、关元、三阴交等		
灸法	选中脘、足三里、天枢、公孙、太冲、脾俞、胃俞、大肠俞、神阙等穴		
推拿疗法	选取中脘、天枢、章门、足三里、气海、关元等穴		
耳穴疗法	主穴选取神门、皮质下、内分泌、肝、胃、食管		
足部疗法	选取食道、胸部、胸腺、胸椎、胃、十二指肠、肝、胆、脾、腹腔神经丛肾上腺等反射区		
其他疗法	穴位敷贴、穴位埋线、红外线理疗等		

第七章

慢性胆囊炎

编写小组

组　员（以姓氏笔画为序）

朱培庭　张静喆　余　奎　顾宏刚　梁晓强　蔡　端

胆囊是人体的一个重要器官，负责收集、贮藏、浓缩胆汁和调节胆管压力，同时自身也能制造与分泌免疫球蛋白，具有一定免疫功能。慢性胆囊炎(chronic cholecystitis)是指因胆囊胆汁排泄受阻、细菌感染或化学刺激(胆汁成分改变)等各种致病因素造成的胆囊慢性炎症性疾病。慢性胆囊炎是一种临床常见病。流行病学调查我国慢性胆囊炎、胆囊结石患病率为16.09%，占所有良性胆囊疾病的74.68%。国外资料显示在接受胆囊切除术的患者中，慢性胆囊炎占92.8%，女性多于男性(79.4%比20.6%)，发病高峰在50岁左右，各年龄段所占比例分别为20～30岁占12.1%，30～40岁占18.0%，40～50岁占30.7%，50～60岁占20.4%，60～70岁占12.2%。通常依据慢性胆囊炎有无合并结石，将其分为结石性慢性胆囊炎与非结石性慢性胆囊炎两种主要类型。

西医认为慢性胆囊炎系因结石、慢性感染、化学刺激以及急性胆囊炎反复迁延发作所致。胆囊结石是最常见的慢性胆囊炎危险因素。慢性结石性胆囊炎占所有慢性胆囊炎的90%～95%；慢性非结石性胆囊炎则不常见，占所有慢性胆囊炎的4.5%～13.0%。

中医认为慢性胆囊炎的病因主要有情志不遂、饮食失节、感受外邪、虫石阻滞、劳伤过度等几方面；基本病机是胆失通降，不通则痛；病位在胆腑，与肝、脾、胃密切相关，以虚实夹杂证居多。本病属于中医学的“胆胀”“胁痛”等范畴。

1 病因和发病机制

1.1 慢性结石性胆囊炎的病因和发病机制

1.1.1 胆囊结石

结石导致反复的胆囊管梗阻，并造成胆囊黏膜损伤，胆囊壁反复炎性反应、瘢痕形成和胆囊功能障碍。对老年慢性胆囊炎患者的研究显示，炎性反应严重程度与结石最大径呈正相关，而与结石数量和年龄呈负相关，孤立的大结石是慢性胆囊炎的高风险预测因素。

1.1.2 细菌感染

正常胆汁应该是无菌的，当胆囊或胆管出现结石嵌顿、梗阻时可导致肠道细菌逆行感染。研究显示，非胆囊手术者、急性和慢性胆囊炎患者的胆汁培养阳性率分别为16％、72％和44％，而伴有黄疸的患者，在胆汁中发现细菌的比例可高达90％，这提示不完全性胆管梗阻是细菌感染的重要危险因素。慢性胆囊炎的病原菌主要来源于肠道细菌的逆行感染，致病菌的种类与肠道细菌基本一致，以革兰阴性菌为主，占74.4％，主要包括大肠埃希菌(23.9％)、不动杆菌(32.7％)、奇异变形杆菌(19.3％)等。近年来的研究提示，幽门螺杆菌感染可能与慢性胆囊炎的发生有关。

1.2 慢性非结石性胆囊炎的病因和发病机制

1.2.1 胆囊动力学异常

胆囊收缩能力降低，胆汁淤积是慢性非结石性胆囊炎的重要病因。

1.2.2 胆囊缺血

常见原因包括在患有败血症、休克、严重创伤、烧伤等重症疾病时使用缩血管升压药，以及大型非胆道手术，这些都可能造成胆囊黏膜缺血和局部炎性反应、坏死。

1.2.3 其他

病毒、寄生虫感染是少数胆囊炎的病因之一。饮食因素也参与慢性非结石性胆囊炎的发生，如长期饥饿、暴饮暴食、营养过剩等。

2 诊 断

2.1 症状

腹痛是大多数慢性胆囊炎最常见的症状，发生率为84%。主要表现为右中上腹或剑突下反复疼痛，少数患者疼痛可发生于胸骨后或左上腹。疼痛程度可轻可重，表现为胀痛、窜痛、闷痛、刺痛、灼痛、空痛、牵掣痛等，可放射至肩背部、腰部或肝区，疼痛多在进食高蛋白质和油腻食物或饱餐后诱发或加重，夜间出现较多，或与情绪变化有关。急性发作性的胆绞痛大多在持续数小时后能缓解。

患者的消化不良又称胆源性消化不良，是慢性胆囊炎的常见症状，约占56%。临床表现为嗳气、饱胀、腹胀、恶心或呕吐、食欲减退、大便稀薄或夹有未消化的食物、便秘等。此外，慢性胆囊炎患者常有口干口苦、咽燥、月经不调、失眠多梦等症状，但这些症状无特异性。

2.2 体征

约34%的慢性胆囊炎患者体格检查可发现剑突下、右肋缘下深压痛、肝区叩击痛。但大多数患者可无任何阳性体征。

当出现慢性胆囊炎急性发作，或出现胆源性胰腺炎时，可观察到急性胆囊炎和急性胰腺炎相应的症状和体征。Mirizzi综合征的表现与胆总管结石类似，无特异性。胆石性肠梗阻则以肠梗阻表现为主。

胆囊结石常可在常规健康体检中被发现，患者既无明显症状又无阳性体征，但在未来可有部分患者出现胆囊炎的症状。

2.3 影像学检查

2.3.1 超声检查

超声检查是诊断慢性胆囊炎最常用、最有价值的检查，可以显示出胆囊壁增厚、纤维化以及胆囊中的结石。一篇包含30项研究的Meta分析显示，胆囊超声的敏感度为97%，特异度为95%，准确度为96%，阳性预测值为95%，为首选的影像学检查。

慢性胆囊炎的超声特点主要是胆囊壁增厚（壁厚≥3 mm）、毛糙，胆囊缩小、收缩功能减退。如合并胆囊结石，则出现胆囊内强回声及后方声影。若胆囊内出现层状分布的点状低回声，后方无声影时，则常是胆囊内胆汁淤积物的影像。诊断时还需要注意将胆固醇结晶与息肉相鉴别，若超声检查时表现为胆囊内不随体位移动的固定强回声且后方不

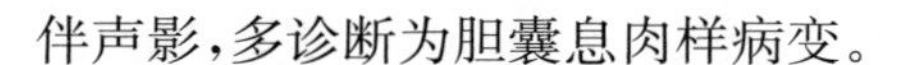

伴声影，多诊断为胆囊息肉样病变。

2.3.2　X线腹部平片

部分患者可发现右上腹胆囊区不透光的结石影、胆囊壁钙化，有助于慢性胆囊炎的诊断。

2.3.3　口服胆囊造影

可观察胆囊浓缩、排泄及收缩功能。胆囊不显影、显影差、收缩功能减弱或消失者常提示胆囊慢性炎症改变。由于B型超声检查设备和技术的发展，目前口服胆囊造影已很少运用。

以下影像学检查可酌情采用。

2.3.4　CT检查

CT检查胆囊的敏感度为79%，特异度为99%，准确度为89%。可较清晰显示胆囊解剖位置、胆囊轮廓、胆囊壁厚度、胆囊与周围器官的位置关系、胆囊内有无不透光结石影等胆囊病理变化，并能评估胆囊的营养不良性钙化，且有助于排除其他需要鉴别的疾病，对慢性胆囊炎的诊断有较高价值。

2.3.5　MRI

MRI在评估胆囊壁纤维化、胆囊壁缺血、胆囊周围肝组织水肿、胆囊周围脂肪堆积等方面均优于CT，主要用于鉴别急性和慢性胆囊炎。

2.3.6　肝胆管CCK－HIDA

是评估胆囊排空的首选影像学检查，可鉴别是否存在胆囊排空障碍。对怀疑慢性非结石性胆囊炎者，可用CCK－HIDA评估胆囊动力学改变，阳性表现为胆汁充盈缓慢、喷射指数降低(普通人群喷射指数为70%，低于35%即为低喷射指数)，且对注射胆囊收缩素低反应。在胆囊切除术后，大部分胆囊动力学障碍的患者症状缓解。

2.3.7　其他影像学检查

如磁共振胰胆管造影(magnetic resonance cholangio-pancreatography，MRCP)可发现超声和CT不易检出的胆囊和胆总管的小结石。如经皮肝穿刺胆道造影、经十二指肠逆行胆管造影、放射性核素肝胆显像、选择性肝动脉门静脉造影等检查，不宜列为常规检查，可酌情对一些特殊病例作为鉴别诊断应用。

2.4　肝功能检查

肝功能基本正常，对排除肝脏疾病，确诊慢性胆囊炎有意义。

2.5　其他实验室检查

血、尿、粪三大常规检查，心电图、胃镜或钡餐等检查对慢性胆囊炎的临床诊断及鉴别诊断有一定意义。

2.6 诊断要点及鉴别诊断

（1）反复发作性的右上腹痛病史，疼痛可向右肩胛下区放射。或有反复的急性胆囊炎发作病史。腹痛发生可与高脂、高蛋白质饮食有关。

（2）患者临床上可无明显典型特异症状，也可伴腹痛、腹胀、嗳气及脂肪泻等消化不良症状。体格检查可有或无右上腹压痛。

（3）超声等影像学检查发现胆囊壁毛糙、增厚、结石影等异常。

（4）需与急性胆囊炎、功能性消化不良、消化性溃疡、肝脓肿、急性心肌梗死等可能出现右上腹痛的疾病相鉴别，以排除相关脏器疾病。

3 慢性胆囊炎的西医治疗

对于慢性胆囊炎、胆囊结石患者的治疗原则，应按是否有症状、是否存在并发症而分别予以个体化治疗。治疗目标为控制症状，预防复发，防治并发症。

3.1 无症状的慢性胆囊炎、胆囊结石治疗

对无症状慢性胆囊炎、胆囊结石患者的治疗原则是饮食调整，有症状时可对症利胆治疗，并加强观察。对某些高风险患者可采取预防性胆囊切除。

3.1.1 饮食调整

胆囊结石及慢性结石性胆囊炎的发病与饮食及肥胖有关。建议定量定时的规律饮食、提倡低脂、低热量食物。

3.1.2 利胆治疗

熊去氧胆酸：是一种亲水的二羟胆汁酸，具有扩容胆汁酸池、促进胆汁分泌、调节免疫、保护细胞等作用。胆石症患者服用熊去氧胆酸有助于降低胆源性疼痛的风险，避免急性胆囊炎的发生，改善胆囊平滑肌的收缩性和减轻炎性浸润。

阿嗪米特：可促进胆汁合成和分泌，同时提高胰酶的活性；促进碳水化合物、脂肪和蛋白质的吸收。复方阿嗪米特肠溶片中含有的胰酶、纤维素酶对消化有帮助，二甲硅油可促进胃内气体排出，改善腹胀等不适症状。故复方阿嗪米特肠溶片在利胆的同时还有助于改善消化不良症状。

茴三硫：具有促胆汁分泌和轻度的促胆道动力作用。

3.1.3　预防性胆囊切除

以下情况建议采取手术治疗：① 易患胆囊癌的高危人群；② 器官移植后免疫抑制的患者；③ 体重迅速下降的患者；④“瓷化”胆囊导致胆囊癌风险增加者。

3.2　有症状的慢性胆囊炎、胆囊结石治疗

对有症状的慢性胆囊炎、胆囊结石患者的治疗原则以控制症状、消除炎性反应为主。

3.2.1　解痉止痛

针对慢性胆囊炎急性发作时的胆绞痛，可用硝酸甘油酯 0.6 mg 舌下含服，每 3～4 h 1 次；或阿托品 0.5 mg 肌内注射，每 4 h 1 次。可同时用异丙嗪 25 mg 肌内注射；镇痛剂哌替啶 50～100 mg 肌内注射，与解痉剂合用可增强镇痛效果(因可能促使 Oddi 括约肌痉挛进而增加胆管内压力，故一般禁用吗啡)。

需要注意的是，这些药物并不改变疾病转归，且可能掩盖病情，因此一旦无效或疼痛复发，应及时停药。

3.2.2　缓解胆源性消化不良症状

慢性胆囊炎中普遍存在炎性刺激和胆囊壁慢性纤维化等改变，容易导致患者出现消化不良症状。对于有明确胆囊结石的消化不良患者，10%～33%的症状可在胆囊切除术后得到缓解。但由于胆源性消化不良还具有胆囊外消化系统功能紊乱的发病机制(可能与胆道动力学及 Oddi 括约肌张力有关)，因此需要在消化不良出现的早期，应用复方阿嗪米特或胰酶等有助于改善胆源性消化不良症状的药物，以提高消化道内胰酶的浓度，增强消化能力，改善腹胀症状和营养水平。

3.2.3　抗感染治疗

根据慢性胆囊炎患者胆汁培养结果、感染严重程度，以及患者的基础疾病和肝肾功能是否损害等情况，合理选择抗生素应用。

2010 年度原卫生部全国细菌耐药监测网报告，胆汁中革兰阴性菌对于第三代、第四代头孢菌素和氟喹诺酮药物的耐药率高达 56.6%～94.1%。因此对于慢性胆囊炎、胆囊结石伴急性发作者，应推荐使用哌拉西林/他唑巴坦、头孢哌酮/舒巴坦治疗，同时针对厌氧菌使用甲硝唑类也具有较好效果。

相比于急性胆囊炎发作，慢性胆囊炎患者可以等待胆汁培养及细菌药物敏感试验报告结果后，再选择使用抗生素，避免因盲目应用而产生耐药性。

3.3　慢性胆囊炎和胆囊结石的外科治疗

慢性胆囊炎和胆囊结石一般首选内科治疗，但在内科治疗的基础上，如果出现以下

症状和表现,则需考虑外科治疗:① 疼痛无缓解或反复发作,影响生活和工作;② 胆囊壁逐渐增厚达4 mm及以上;③ 胆囊结石逐年增多和增大,合并胆囊功能减退或障碍;④ 胆囊壁呈陶瓷样改变。

3.4 慢性胆囊炎的常见并发症及其处理

慢性胆囊炎急性发作或出现并发症,如急性腹膜炎、急性胆囊穿孔、重症急性胰腺炎等急腹症时,应及时请外科医师会诊及处理。如暂时不适合手术治疗或有手术禁忌证,可考虑超声或CT引导下胆囊穿刺引流术或经内镜逆行胰胆管造影术(endoscopic retrograde cholangio-pancreatography, ERCP)。

3.4.1 急性胆囊炎伴急性腹膜炎

急性胆囊炎发作会导致胆囊内胆汁淤积并合并感染,出现腹痛、发热,腹部检查可见腹膜炎体征;如感染未能及时控制,胆囊壁会出现坏疽,甚至胆囊穿孔,导致感染性休克而危及生命。

外科治疗原则上采用胆囊切除术,如果处于炎性反应较早期或炎症局限,可考虑采用腹腔镜下胆囊切除术;如果炎性反应时间较长,胆囊周围粘连严重或已出现胆囊穿孔,则需剖腹行胆囊切除或胆囊造瘘术。

无结石性胆囊炎也常因血运障碍而出现急性胆囊炎发作,且常出现胆囊壁坏疽,此时亦需行手术切除治疗。

3.4.2 胆源性胰腺炎

胆石症(包括胆道微结石)、高三酰甘油血症、乙醇是诱发急性胰腺炎的3种常见因素,胆源性胰腺炎仍是我国急性胰腺炎的主要原因。

对急性胆源性胰腺炎患者,除了常规禁食、抑制胰酶分泌、解痉镇痛和补液支持治疗之外,还要根据血培养和胆汁培养+药物敏感试验结果,选择适当的抗菌药物治疗。对于急性胆源性胰腺炎伴胆总管梗阻、胆管炎的患者,宜行ERCP、经皮穿刺肝胆管引流术或手术治疗。

3.4.3 Mirizzi综合征

Mirizzi综合征形成的解剖因素是胆囊管与肝总管伴行过长或者胆囊管与肝总管汇合位置过低,邻近胆囊壶腹(Hartmann袋)的结石引起肝总管或胆总管不同程度梗阻,反复的炎性反应导致胆囊肝总管瘘管,胆囊管消失,结石部分或全部堵塞肝总管。

临床特点是反复发作的胆囊炎及胆管炎,明显的梗阻性黄疸。影像学检查可见胆囊颈部的巨大非活动性结石,超声表现为胆囊萎缩、"三管征"或ERCP、MRCP上见到胆囊管过长或胆囊管与肝总管并行。Mirizzi综合征占胆囊切除术患者的0.3%~3.0%,其在胆囊切除术中胆管损伤的风险较高(高达22.2%)。对于此类患者不提倡腹腔镜胆囊切除,建议开腹手术。

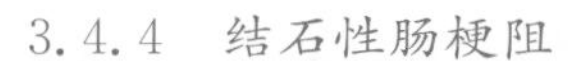

3.4.4　结石性肠梗阻

结石性肠梗阻占所有小肠梗阻的1%，是因胆囊损伤与肠道间形成瘘管(以胆-十二指肠瘘最为常见，占68%)，结石通过瘘管进入肠道所致，大多在狭窄的回盲部形成机械梗阻，轻者常表现为不完全性梗阻。除非结石明显钙化，否则腹部X线检查难以发现，但CT可见胆囊内积气、胆囊缩小、梗阻部位结石。治疗以外科干预解除梗阻为主。

4　慢性胆囊炎的中医中药治疗

4.1　中医辨证论治

中医治疗慢性胆道感染总的治则为疏肝利胆，和降通腑。临床当辨虚实，虚者宜补中宣通，实者宜泻中通降。由于肝胆相表里，利胆要兼疏肝，肝气条达则胆腑通畅。所以疏肝为治疗的基本原则。中医治疗的目标为控制症状，消除炎症；缩短病程，减少复发；降低并发症发生率。

根据慢性胆道感染的临床证候，本病的中医分型主要归纳为以下五型，各型的临床主要证候特点以及辨证论治原则如下。

4.1.1　肝胆气郁

主症：① 右胁胀痛或隐痛；② 疼痛因情志变化而加重或减轻。

次症：① 厌油腻；② 恶心呕吐；③ 脘腹满闷；④ 嗳气频作；⑤ 舌质淡红，舌苔薄白或腻；⑥ 脉弦。

主症2项加次症2项即可诊断。

治法：疏肝利胆，理气解郁。

主方：柴胡疏肝散加减。

常用药物：柴胡、香附、川芎、枳壳、白芍、陈皮、甘草等。

随证加减：痛甚，加当归12 g，郁金12 g，乌药6 g；兼脾虚者加四君子汤；伴有口干苦，苔黄，脉弦数，气郁化火者加牡丹皮、栀子；伴有头晕、失眠，气郁化火伤阴者加制何首乌、枸杞子；胁下刺痛固定不移，面青、舌紫有血瘀者加延胡索、丹参、莪术；精神困倦、大便溏，舌苔白腻，质淡体胖，脉缓，寒湿偏重者加干姜、砂仁。

推荐中成药：① 胆宁片，口服，1次5片，1日2～3次。② 消炎利胆片，口服，1次5～8片，1日3次。③ 利胆排石片，口服，1次5片，1日3次。④ 胆石片：口服，1次6片，1日3次。⑤ 胆石利通片：口服，1次6片，1日3次。⑥ 胆乐胶囊：口服，1次4粒，

1 日 3 次。

4.1.2 肝胆湿热

主症：① 胁肋疼痛，或胀痛或钝痛；② 口苦咽干。

次症：① 身目发黄；② 身重困倦；③ 脘腹胀满；④ 小便短黄；⑤ 大便不爽或秘结；⑥ 舌质红，苔黄或厚腻；⑦ 脉弦滑数。

主症 2 项加次症 2 项即可诊断。

治法：清热利湿，利胆通腑。

主方：大柴胡汤加减。

常用药物：柴胡、黄芩、白芍、半夏、枳实、大黄、甘草等。

随证加减：热毒炽盛，黄疸鲜明者加龙胆草、栀子；腹胀甚，大便秘结者，大黄用至 20～30 g，并加芒硝、莱菔子；小便赤涩不利者加淡竹叶。

推荐中成药：① 金胆片：口服，1 次 5 片，1 日 2～3 次。② 胆舒胶囊：口服，1 次 1～2 粒，1 日 3 次。

4.1.3 肝郁脾虚

主症：① 右胁胀痛，情志不舒；② 腹胀便溏。

次症：① 倦怠乏力；② 腹痛欲泻；③ 善太息；④ 纳食减少；⑤ 舌质淡胖，苔白；⑥ 脉弦或弦细。

主症 2 项加次症 2 项即可诊断。

治法：疏肝健脾，柔肝利胆。

主方：逍遥散加减。

常用药物：当归、白芍、柴胡、茯苓、白术、甘草等。

随证加减：食少纳呆者，加焦神曲、焦山楂、炒麦芽、木香、砂仁；大便不爽者，加槟榔、木香；肢冷便溏者，加附子、干姜；右胁胀痛甚者，加延胡索、川楝子。

4.1.4 气滞血瘀

主症：① 右胁疼痛，胀痛或刺痛；② 口苦咽干。

次症：① 胸闷，善太息；② 右胁疼痛夜间加重；③ 大便不爽或秘结；④ 舌质紫暗，苔厚腻；⑤ 脉弦或弦涩。

主症 2 项加次症 2 项即可诊断。

治法：理气活血，利胆止痛。

主方：膈下逐瘀汤加减。

常用药物：五灵脂、当归、桃仁、川芎、牡丹皮、赤芍、乌药、延胡索、甘草、香附、枳壳、红花等。

随证加减：胁痛甚者加蒲黄；呕吐恶心明显者加旋覆花、柿蒂；腹胀明显者加陈皮、青皮。

推荐中成药：血府逐瘀胶囊：口服，1 次 6 片，1 日 2 次。

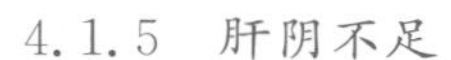

4.1.5　肝阴不足

主症：① 右胁部隐痛不适；② 两目干涩。

次症：① 头晕目眩；② 心烦易怒；③ 肢体困倦；④ 纳食减少；⑤ 失眠多梦；⑥ 舌质红，苔少；⑦ 脉弦细。

主症 2 项加次症 2 项即可诊断。

治法：养阴柔肝，清热利胆。

主方：一贯煎加减。

常用药物：生地、沙参、麦冬、当归、枸杞子、川楝子等。

随证加减：腰酸肾虚，加桑寄生 12 g，杜仲 12 g 以益肾强筋；口苦咽干，加白茅根 15 g，芦根 15 g，石斛 15 g 以养阴生津；内热口干、舌红少津者加天花粉、玄参；乏力自汗，加黄芪 15 g，太子参 15 g 以益气养阴。腹胀明显者加莱菔子、大腹皮；阴虚火旺者加知母、黄柏；低热明显者加青蒿、地骨皮。

推荐中成药：① 知柏地黄丸，口服，1 次 10 粒，1 日 2～3 次；② 生脉饮，口服，1 次 10～20 ml，1 日 2～3 次。

4.2　中药单方验方

大黄粉，口服，1 次 0.6 g，1 日 3 次，30 日为 1 个疗程。

4.3　针灸疗法

4.3.1　体针

常用穴位：胆俞、胆囊穴、中脘、足三里、阳陵泉、期门、日月、太冲等。肝胆湿热、绞痛者，加合谷；肝郁气滞加气海、三阴交；脾虚加公孙；肝阴不足者加肝俞、肾俞。黄疸者，加至阳；气滞血瘀者加膈俞；高热者，加曲池；呕吐者，加内关。实证针用泻法，虚证针用平补平泻法。每隔 3～5 min 行针 1 次，每次留针时间为 20～30 min。每日 1 次，10～15 日为 1 个疗程。

4.3.2　耳穴疗法

常用穴位：胰、胆、肝、十二指肠、神门、交感、内分泌、三焦、胃穴、脾穴、皮质下。一般采用王不留行籽或小磁珠贴压。常规消毒后用胶布将王不留行籽固定于耳穴上，每日按 5～7 遍，每次每穴按压 15～20 次。按压强度以患者耐受为度，效果以患者自觉耳部发热为佳。每次贴压单侧耳穴，每次 3 日，两侧交替使用。换贴 10 次为 1 个疗程，一般治疗 3～5 个疗程。

4.3.3　电针

疼痛较剧时可采用电针治疗。常用穴：膈俞(双)、胆俞(双)、日月(右)、不容(右)、胆囊穴(双)。肝郁气滞加肝俞、期门、太冲；湿热阻滞加大椎、曲池、支沟。每次选 2～3 对，每日 1 次。进针得气后连接针麻仪，刺激由弱渐强，以能耐受为度，1 日 2～3 次，1 次

20～30 min。

4.3.4 埋线疗法

主穴：肝俞、胆俞；配穴：胆囊穴、足三里、中脘、太冲、阳陵泉。埋线方法：每次选主穴 2 个，配穴 1～2 个，埋线，15 日 1 次，2 次为 1 个疗程。

5 调 护

5.1 饮食调护

慢性胆囊炎患者临床主要表现为消化不良症状，饮食调护对本病至关重要。饮食以低脂肪、低胆固醇、适量蛋白质和高维生素饮食为宜。少进高脂肪、高胆固醇的饮食，如动物内脏、蛋黄等，避免进食生冷、辛辣、油腻、刺激性食物，要注意饮食卫生。注意进食规律，提倡定量定时的规律饮食方式。

5.2 预防调护

慢性胆囊炎患者需注意起居有常，劳逸结合；寒温适宜，适当运动；忌恼怒忧思，保持心情舒畅。已患有急慢性胆道感染的患者，应积极治疗，按时服药，预防复发。

6 转上级医院或住院治疗指征

(1) 患者慢性胆囊炎急性发作，疼痛剧烈，服用解痉镇痛药物等不能缓解。

(2) 伴有发热(体温＞38℃)；伴有黄疸。

(3) 腹部体检发现除右上腹压痛外还伴有反跳痛和(或)肌紧张体征。

(4) B 超显示胆囊肿大及胆囊颈部结石嵌顿。

(5) 血白细胞$>10\times10^9$/L。

当患者出现以上情况，应嘱及时转诊上级医院，接受进一步和(或)住院治疗。

7 预 后

慢性胆囊炎(含并胆囊结石)患者一般预后良好,但一旦出现症状,或症状反复发作者,特别是对胆绞痛患者,需要积极处理,必要时行外科手术。胆囊癌的发生与慢性结石性胆囊炎有关,65%～90%的胆囊癌患者有胆囊结石,但仅有1%～3%的胆囊结石患者发展为胆囊癌。研究证实,胆囊上皮化生与微结石的关系更为密切,这些患者隐匿发病或长期处于症状轻微状态,如果超声发现胆囊壁显著增厚,需加以重视并及时请外科会诊。

参考文献

[1] 郑筱萸.中药新药临床研究指导原则[M].北京:中国医药科技出版社,2002.

[2] 中华消化杂志编辑委员会.中国慢性胆囊炎、胆囊结石内科诊疗共识意见(2014年,上海)[J].临床肝胆病杂志,2015,31(1):7-11.

[3] 中华中医药学会脾胃病分会.胆囊炎中医诊诊疗规范专家共识意见[J].北京中医药,2012,31(12):944-948.

[4] 国家药典委员会.中华人民共和国药典(2010年版)[M].北京:中国医药科技出版社,2010.

8 附

8.1 慢性胆囊炎基层诊疗流程图

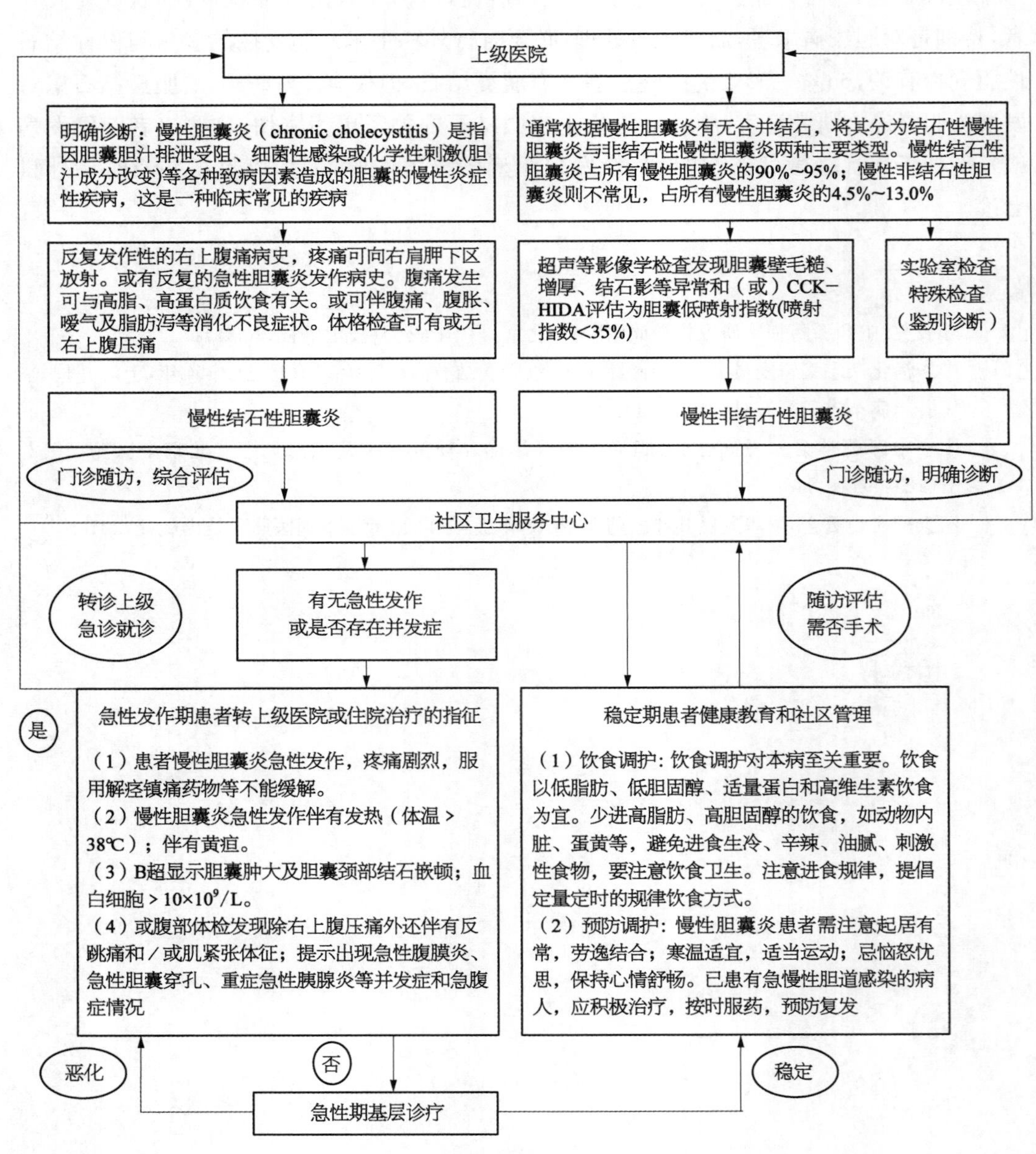

附图 7－1　慢性胆囊炎基层诊疗流程图

8.2 慢性胆囊炎发作期基层诊疗流程图

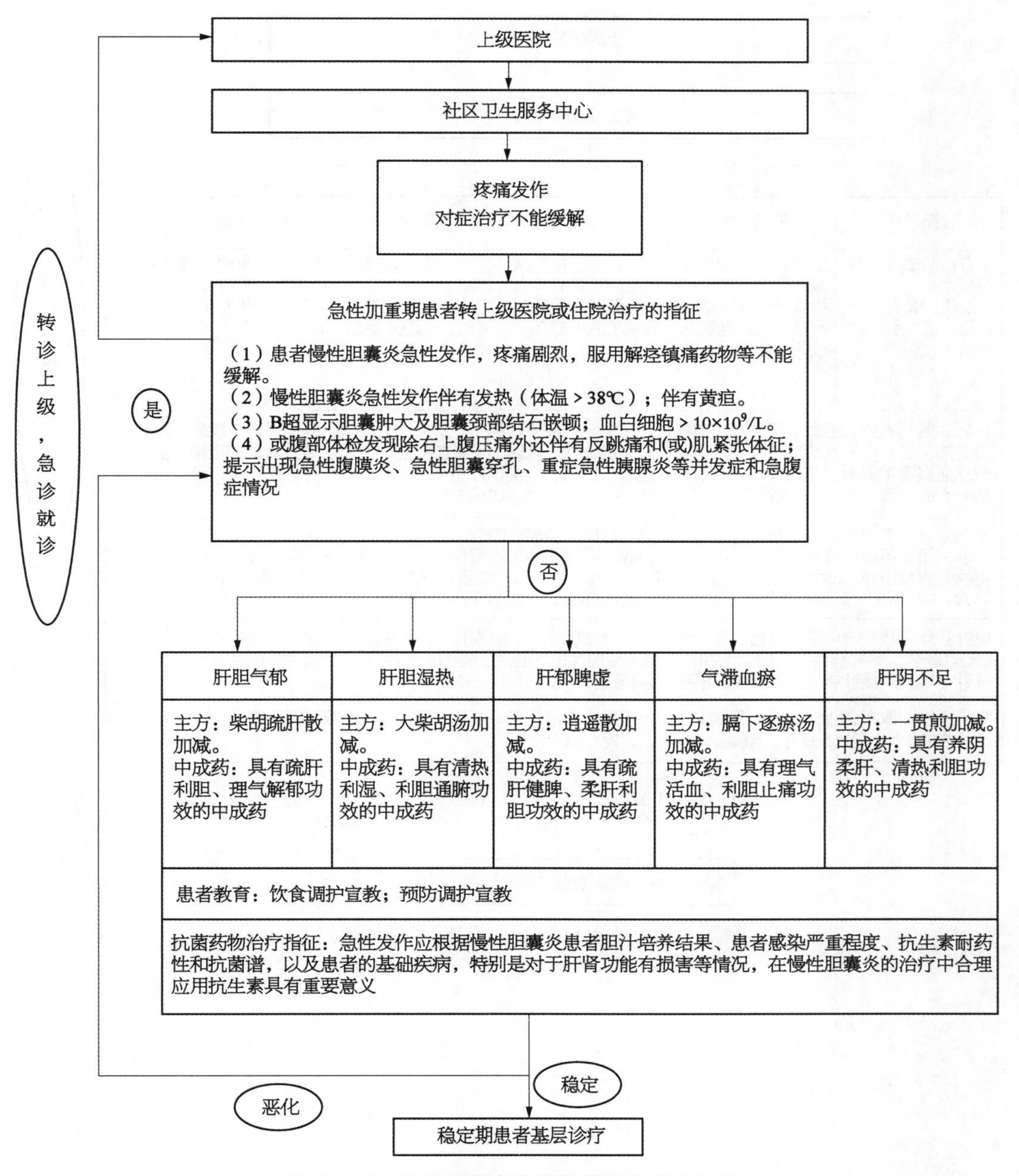

附图 7－2 慢性胆囊炎发作期基层诊疗流程图

8.3 慢性胆囊炎静止(稳定)期基层诊疗流程图

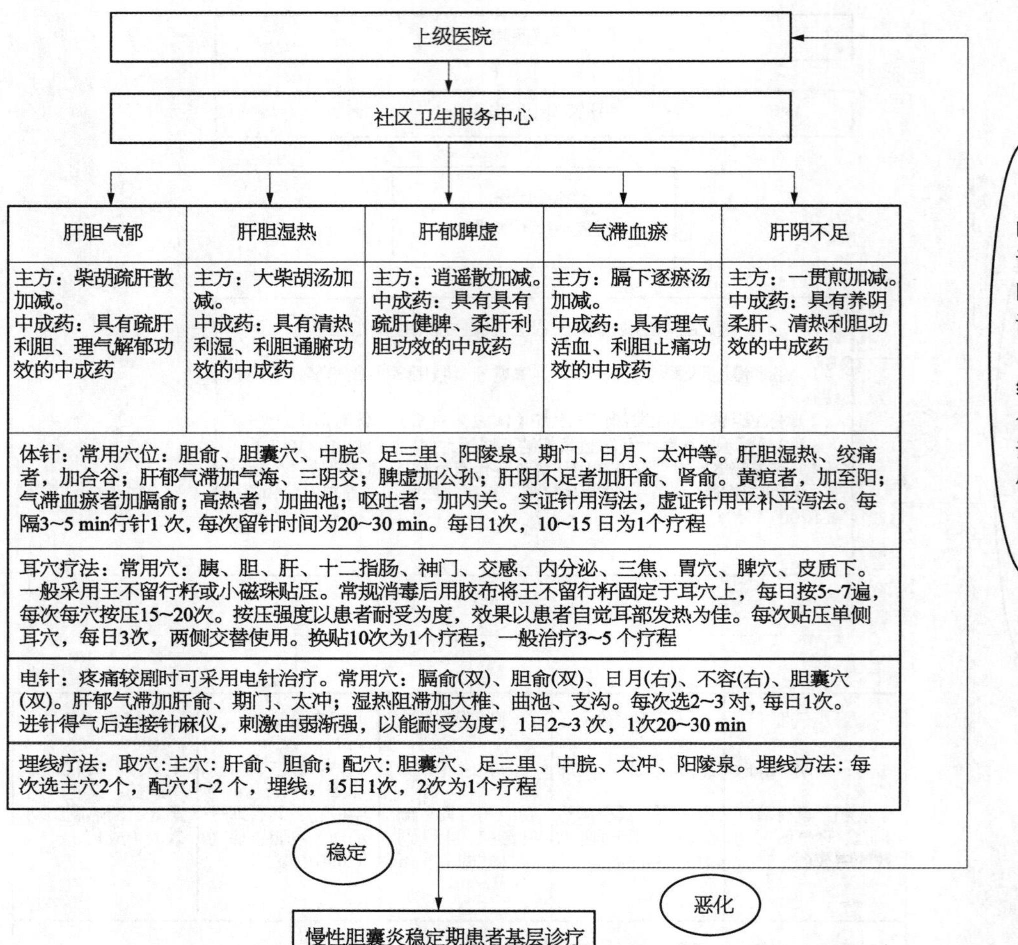

附图 7－3 慢性胆囊炎静止(稳定)期基层诊疗流程图

第八章

2 型糖尿病

编写小组

组　长　徐蓉娟

组　员　（以姓氏笔画为序）

包玉倩　李　红　杨宏杰　陆　灏　姜宏军　彭　欣　葛芳芳

樊爱青

糖尿病(diabetes mellitus, DM)是以慢性高血糖为特征的内分泌代谢性疾病,患者因长期碳水化合物以及脂肪、蛋白质代谢紊乱可引起多系统损害,导致眼、肾、神经、心脏、血管等组织器官的慢性进行性病变、功能减退及衰竭。病情严重或应激时可发生急性代谢紊乱,如酮症酸中毒、高血糖高渗压综合征等,且易并发各种感染。2 型糖尿病对患者的生命和生活质量影响极大。

2010 年中国国家疾病控制中心和中华医学会内分泌学分会,根据 2010 年美国糖尿病学会(ADA)糖尿病诊断标准所作调查的结果显示,中国 18 岁及以上成人糖尿病患病率为 11.6%,糖尿病前期率为 50.1%。我国约有 1.139 亿糖尿病患者及 4.934 亿糖尿病前期人群。提示糖尿病已经成为中国公共卫生的重大问题之一。

我国糖尿病患者中仅有 40%获得诊断,糖尿病的控制状况更不容乐观。以 2009 年全国大中城市医院糖尿病门诊调查的为例,在口服降糖药和(或)胰岛素治疗人群中,HbA1c＜7.0%的达标率为 35.3%,HbA1c＜6.5%的达标率仅为 20.3%。2010 年调查显示在所有糖尿病患者中接受降糖药物治疗率仅为 25.8%,其中血糖控制良好者仅占 39.7%。

中华医学会糖尿病学分会公布的 2013 年版《中国 2 型糖尿病防治指南》,是在 2010 年指南的基础上,根据我国糖尿病流行趋势和循证医学研究的进展,参考了国内外相关资料,广泛征求各方意见,由专家集体讨论和编写而成。

现在中医称糖尿病为“消渴病”,中医在防治糖尿病尤其是其并发症方面有较好的疗效,2011 年中华中医学会公布了《糖尿病中医防治指南》。中西医结合防治糖尿病及其慢性并发症更具优势,然而,目前中国尚无糖尿病中西医结合防治指南,更缺乏社区 2 型糖尿病中西医结合防治指南。

基层是防治糖尿病的主战场,社区医生是糖尿病防治的主力军。为此,卫生部于 2009 年组织制定了《国家基本公共卫生服务规范》,对糖尿病等 10 种慢性病的社区服务提出了规范服务要求,包括标准化诊治流程、建立全民健康档案、档案化跟踪随访等。希望通过以大医院为依托,在基层社区卫生服务站做好糖尿病患者的管理和随访,提高糖尿病患者的血糖及心血管危险因素控制水平,减少并发症,提高生存质量,延长寿命。为此中华医学会糖尿病学分会于 2013 年公布《中国 2 型糖尿病防治指南(基层版)》,供全国二级及二级以下医疗机构参考使用。我们希望通过《2 型糖尿病社区中西医结合防治指南》的制定,为上海社区医生提供一个简明扼要、通俗易懂、实用可行的中西医结合指南,使他们在实际工作中有章可循。

《2 型糖尿病社区中西医结合防治指南》是根据我国糖尿病流行趋势和中西医循证医学研究的进展,参考了国内外相关资料,尤其是国内最新版相关指南的基础上,广泛征求各方意见,经集体讨论反复修改而成,并在社区进行了试点应用验证。本指南适用于二级及二级以下医疗机构。

1　高血糖的检出

高血糖的典型表现为“三多一少”：即多饮、多食、多尿、消瘦或体重减轻。多数2型糖尿病患者的血糖是缓慢上升，故在早期常无“三多一少”症状，部分患者在餐后3～5 h出现反应性低血糖症状，此因进食后胰岛素分泌高峰延迟所致。

1.1　血糖及糖化血红蛋白(HbA1c)的定义

(1) 空腹血糖(FPG)：至少禁食过夜8 h采集血标本测得的血糖值。

(2) 餐后2 h血糖(2 hPG)：吃第一口饭开始计时，2 h后采集血标本测得的血糖值。

(3) 葡萄糖负荷后2 h血糖(2 hPG)：口服葡萄糖耐量试验(OGTT)负荷后2 h采集血标本测得的血糖值。

(4) 随机血糖：一日中任何时间采集的血标本测得的血糖值。

(5) HbA1c：HbA1c在总血红蛋白中所占的比例，能反映取血前2～3个月的平均血糖水平。ADA及世界卫生组织(WHO)增加HbA1c≥6.5%为糖尿病的诊断标准。目前我国不推荐用HbA1c诊断糖尿病。

1.2　高血糖检查

在日常诊疗过程、健康体检、义诊及健康知识宣传活动时，进行血糖、尿糖、HbA1c检测，以便可及时发现血糖异常升高者。

1.2.1　静脉血浆葡萄糖测定

空腹血糖、餐后血糖和随机血浆血糖，均是诊断糖尿病的依据。为保证血糖测定的准确性，标本采集时注意以下几点：

(1) 抽血前一日不吃过于油腻或高蛋白质食物，避免大量饮酒。

(2) 血标本尽快送检，长时间放置血糖值会降低。

(3) 应激性高血糖应该在应激情况消除后复查血糖。

1.2.2　指血血糖(SMBG)测定

用便携式血糖仪方便快捷地监测患者的血糖水平，为临床诊断和治疗提供参考依据，但不可作为糖尿病诊断依据。

1.2.3　尿糖检测

尿糖阳性是诊断糖尿病的重要线索，简单、快速和价廉，但不能作为诊断依据，因为测定结果受患者肾糖阈的影响。肾糖阈增高者即使有高血糖，尿糖仍可为阴性；肾糖阈降低者，血糖正常即可能出现尿糖，称为肾性糖尿。

1.2.4　口服葡萄糖耐量试验(OGTT)

口服溶于300 ml水内的无水葡萄糖粉75 g，5 min内服完，服糖第一口计时，测服糖前、服糖后2 h静脉血浆血糖。OGTT试验多用于血糖增高但尚未达到糖尿病诊断标准者。

1.3　高危人群筛查

高危人群定义：有糖调节受损史，年龄≥40岁、超重(BMI≥24 kg/m^2)或肥胖(BMI≥28 kg/m^2)、中心性肥胖(男性腰围>90 cm，女性腰围>85 cm)，2型糖尿病患者的一级亲属、高危种族、有巨大儿(出生体重≥4 kg)生产史、妊娠糖尿病病史，高血压或正在接受降压治疗，血脂异常或正在接受调脂治疗，心脑血管疾病患者，有一过性糖皮质激素诱发糖尿病患者，超重的多囊卵巢综合征患者，严重精神病和(或)长期接受抗抑郁症药物治疗的患者，静坐生活方式者。

对高危人群进行筛查，推荐采用OGTT，如OGTT结果正常，根据危险程度1～3年重复检测。

2　糖尿病的诊断和分型

2.1　糖尿病的诊断

目前我国采用WHO(1999年)糖代谢状态分类标准(表8-1)、糖尿病诊断标准(表8-2)。

空腹血糖受损(IFG)和糖耐量减低(IGT)是正常血糖状态与糖尿病之间的一种中间代谢状态，统称为糖调节受损(IGR，即糖尿病前期)。建议已达到IFG的人群，应行OGTT检查，以免遗漏糖尿病的诊断。

表8-1　糖代谢状态分类标准(WHO，1999年)

糖代谢分类	静脉血浆葡萄糖(mmol/L)	
	空腹血糖(FPG)	糖负荷后2 h血糖(2 hPG)
正常血糖(NGR)	<6.1	<7.8
空腹血糖减损(IFG)	6.1～<7.0	<7.8

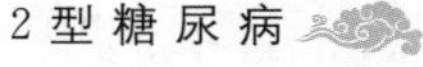

续　表

糖代谢分类	静脉血浆葡萄糖(mmol/L)	
	空腹血糖(FPG)	糖负荷后 2 h 血糖(2 hPG)
糖耐量减低(IGT)	<7.0	7.8～<11.1
糖尿病(DM)	≥7.0	≥11.1

注：IFG 和 IGT 统称为糖调节受损(IGR,即糖尿病前期)。

表 8－2　糖尿病的诊断标准(WHO,1999 年)

诊断标准	静脉血浆葡萄糖(mmol/L)
1. 空腹血糖(FPG)	≥7.0
2. 糖负荷后 2 h 血糖(2HPG)	≥11.1
3. 随机血糖*	≥11.1

注：有糖尿病症状(多饮、多食、多尿、体重下降、皮肤瘙痒、视力模糊等)者只需伴上述 1、2、3 项中任意 1 次；无糖尿病症状者，需改日重复检查，需任意 2 次。＊随机指餐后任何时间，随机血糖不能用于诊断 IFG 和 IGT。

2.2　糖尿病的分型

我国目前采用 WHO(1999 年)的糖尿病病因学分型体系。糖尿病共分 4 大类：① 1 型糖尿病；② 2 型糖尿病；③ 其他特殊类型糖尿病；④ 妊娠糖尿病(GDM)。

2.2.1　1 型糖尿病与 2 型糖尿病的比较(见表 8－3)

2 型糖尿病最为常见，占 95%以上。1 型糖尿病病因和发病机制尚不清楚，主要特征是胰岛 B 细胞数量显著减少和消失，导致胰岛素分泌明显下降或缺失。2 型糖尿病的病因和发病机制目前亦不明确，主要的特征为胰岛 B 细胞功能缺陷，导致胰岛素分泌减少(或相对减少)或胰岛素抵抗，或两者共同存在。

表 8－3　1 型糖尿病与 2 型糖尿病的比较

项　目	1 型糖尿病	2 型糖尿病
年龄	多见于儿童和青少年	多见于中、老年
起病	急	多数缓慢
症状	明显	较轻或缺如
酮症酸中毒	易发生	少见
自身免疫性抗体	阳性率高	阴性
血浆胰岛素和 C 肽	低于正常	正常、高于正常或轻度降低
治疗原则	必须胰岛素	口服降糖药或胰岛素

2.2.2　其他特殊类型糖尿病

其他特殊类型糖尿病是因环境因素或遗传因素或两者间的相互作用，病因相对明确的一些高血糖状态，如胰腺外分泌疾病、其他内分泌疾病，或由药物或化学品所引起者，如重症胰腺炎后、甲亢、皮质醇增多症、噻嗪类利尿剂、β受体阻滞剂等。

2.2.3 妊娠糖尿病

妊娠糖尿病是指在妊娠期间首次被诊断的糖尿病，不包括妊娠前已经被诊断的糖尿病。妊娠糖尿病患者中可能包含了一部分妊娠前已有糖耐量减低或糖尿病，在孕期首次被诊断的患者。妊娠期糖尿病的诊断标准见表 8-4。

表 8-4 妊娠糖尿病的诊断标准

分类	静脉血浆葡萄糖(mmol/L)
空腹	≥5.1
服糖后 1 h	≥10.0
服糖后 2 h	≥8.5

注：OGTT 中 1 个以上时间点血糖超标，即可确诊。所有妊娠妇女应在妊娠 24～28 周进行 75 g OGTT 测定血糖。

3 糖尿病的预防

对 2 型糖尿病应提倡预防为主，所谓“上工治未病”。

(1) 一级预防：目标是预防 2 型糖尿病的发生。

(2) 二级预防：目标是在已诊断的 2 型糖尿病患者中，预防糖尿病并发症的发生。

(3) 三级预防：目标是减少已发生的糖尿病并发症的进展、降低致残率和病死率，并改善患者的生存质量。

以下介绍一级预防的方法及目标。

3.1 高危人群的识别

向全社会宣传糖尿病的防治知识非常重要，重点对象是糖尿病高危人群。

推荐采用 OGTT(FPG 和 2 hPG)筛查糖尿病。进行 OGTT 有困难时，可筛查正常进餐前的 FPG 或餐后 2 hPG。仅筛查 FPG 有漏诊可能。如果筛查结果正常，3 年后应重复检查。

3.2 强化生活方式干预预防 2 型糖尿病

应对糖尿病高危人群进行预防知识的普及教育，提倡积极健康的生活方式，肥胖的

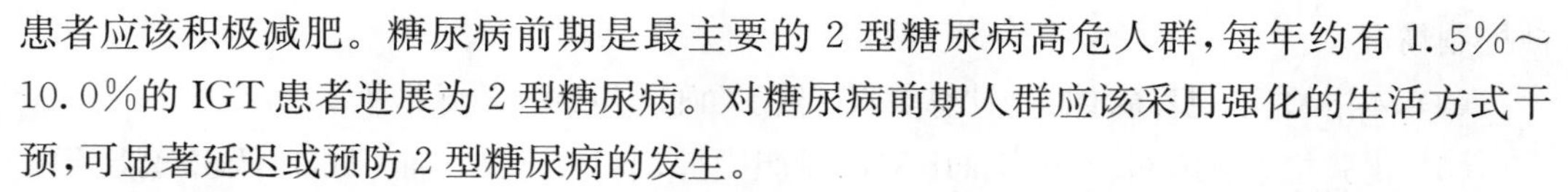

患者应该积极减肥。糖尿病前期是最主要的 2 型糖尿病高危人群，每年约有 1.5%～10.0%的 IGT 患者进展为 2 型糖尿病。对糖尿病前期人群应该采用强化的生活方式干预，可显著延迟或预防 2 型糖尿病的发生。

建议糖尿病前期患者通过饮食控制和运动来减少发生糖尿病的风险，并定期随访；定期检查血糖；密切关注心血管疾病危险因素（如吸烟、高血压和血脂紊乱等），并给予适当治疗。

3.3　中医药预防糖尿病

3.3.1　辨证论治

糖尿病前期可根据其体质进行调理，其中肥胖或超重者多属痰浊，中等体型或消瘦者多属阴虚，可分别采用理气、化痰、健脾、养阴等治法。

3.3.2　中成药

越鞠丸：用于胸脘痞闷，腹中胀满等。

天芪降糖胶囊：用于气阴两虚，症见倦怠乏力、口渴喜饮等。

3.3.3　针灸

耳针与体针可选用抑制食欲和减肥的穴位。如体针可选用内庭、中脘、丰隆、脾俞、足三里等，耳针可选用外鼻、脾、胃、内分泌、小肠、大肠等穴。

3.4　干预目标

(1) 使肥胖或超重者 BMI 达到或接近 24 kg/m^2，或体重至少减少 5%～10%。

(2) 每日饮食总热量至少减少 400～500 kcal(1 kcal＝4.184 kJ)。

(3) 饱和脂肪酸摄入占总脂肪酸摄入的 30%以下。

(4) 体力活动增加到每周 250～300 min。

4　糖尿病的基层管理及控制目标

4.1　初次诊断糖尿病的简要处理方案

4.1.1　初诊时的病史和检查

(1) 病史：初诊时要详细询问糖尿病、并发症和伴随疾病的临床症状，了解糖尿病的家族史。如果已经在外院明确诊断及治疗的患者，应该复习以往的糖尿病治疗方案和血糖控制情况。

(2) 体格检查：身高、体重、计算 BMI、腰围、血压和足背动脉搏动。

(3) 化验检查：FPG、2 hPG、HbA1c、总胆固醇(TC)、三酰甘油(TG)、低密度脂蛋白(LDL-C)、高密度脂蛋白(HDL-C)、肝肾功能及尿常规。

(4) 特殊检查：眼底检查、心电图和神经病变相关检查。若条件允许，应检测尿白蛋白/尿肌酐，尿白蛋白排出率。

(5) 中医证候、舌、脉等。

4.1.2 制定最初需要达到的目标

综合患者的年龄、并发症、伴发疾病，包括心血管疾病史等情况，确定2型糖尿病患者个体化血糖控制的最初目标，帮助患者制定饮食和运动方案，肥胖者确定减轻体重的目标；建议患者戒烟、限酒；根据患者的具体病情给予合理的降糖药物并指导药物的使用；教育患者进行自我血糖监测，如血糖测定的时间和频度等，并做好记录。告诉患者随诊的时间及注意事项。

HbA1c 是反映血糖控制水平的主要指标。一般情况下，HbA1c 的控制目标应<7.0%。HbA1c≥7.0%可作为2型糖尿病患者启动临床治疗或需要调整治疗方案的重要判断标准，但血糖控制目标应个体化。病程较短、预期寿命较长、没有并发症、未合并心血管疾病的2型糖尿病患者，在不发生低血糖的情况下，应使 HbA1c 尽可能接近正常水平(<6.0%)。而儿童、老年人、有频发低血糖倾向、预期寿命较短以及合并心血管疾病或严重的急、慢性疾病等患者，血糖控制目标宜适当放宽。但是应避免因过度放宽控制标准而出现急性高血糖症状或其相关的并发症。

4.1.3 随诊

查看患者血糖记录手册，分析化验结果，如空腹、餐后血糖和 HbA1c；讨论饮食及运动方案的实施情况；询问药物的用剂量、方法及不良反应；通过中医四诊记录证候、舌、脉；确定下一步要达到的目标和治疗方案。对于血糖控制平稳并达标的患者建议每半年测定1次 HbA1c；对于治疗方案改变或血糖控制未能达标的患者，建议 HbA1c 每季度测定1次。对于高血压的患者每次随访都要测量血压，根据血压水平调整治疗方案，要注意降压药的不良反应。

建立糖尿病档案(见附 11.4：糖尿病标准化诊疗管理手册)

4.2 临床监测随访方案

表 8-5 临床监测随访方案

监测项目	初访	随访	每季度随访	年随访
体重/身高	√	√	√	√
腰围	√	√	√	√

续　表

监 测 项 目	初　访	随　访	每季度随访	年　随　访
BMI	√			√
血压	√	√	√	√
空腹/餐后血糖	√	√	√	√
HbA1c	√		√	√
尿常规	√	√	√	√
TC、TG、HDL－C、LDL－C	√			√
尿白蛋白/尿肌酐	√			√
肌酐/尿素氮	√			√
肝功能	√			√
心电图	√			√
眼：视力及眼底	√			√
足：足背动脉搏动	√		√	√
神经病变的相关检查	√			√
中医证候及舌脉	√	√	√	√

4.3　2 型糖尿病的控制目标

对已经诊断为 2 型糖尿病的患者，控制目标（见表 8－6）应采取降糖、降压、调脂、抗凝、控制体重和改善生活方式等治疗措施。

表 8－6　中国 2 型糖尿病控制目标（2013 中国糖尿病防治指南）

检测指标（单位）	目　标　值	检测指标（单位）	目　标　值
血糖（mmol/L）	空腹 4.4～7.0 非空腹 10.0	LDL－C（mmol/L）	未合并冠心病<2.6 合并冠心病<1.80
HbA1c（%）	<7.0	体重指数（kg/m^2）	18.5～23.9
血压（mmHg）	<140/80	尿白蛋白/肌酐［mg/mmol（mg/g）］	男性<2.5（22.0） 女性<3.5（31.0）
HDL－C（mmol/L）	男性>1.0 女性>1.3	尿微量白蛋白（mg/d）	<30.0
三酰甘油（mmol/L）	<1.7	主动有氧活动（分/周）	≥150.0

5　2型糖尿病的基层中西医防治

5.1　2型糖尿病的生活方式干预

5.1.1　医学营养治疗

医学营养治疗是糖尿病的基础治疗。糖尿病及糖尿病前期患者都需要接受个体化医学营养治疗。其关键是控制每日摄入的总热量、合理搭配营养成分，定量定时进餐，以控制血糖、血脂和体重。尤其是超重和肥胖者。

5.1.1.1　理想体重的计算

理想体重(kg)＝身高(cm)－105。在此±10％以内均属正常范围，低于此值20％为消瘦，超过20％为肥胖。

BMI 18.5～23.9 kg/m^2 为正常，＜18.5 kg/m^2 属于消瘦，≥24.0 kg/m^2 属于超重，≥28.0 kg/m^2 为肥胖。

5.1.1.2　总热量的计算

根据理想体重和参与体力劳动的情况，计算每日需要从食物中摄入的总热量，每日所需的总热量＝理想体重×每千克体重需要的热量(见表8-7)。

表8-7　不同体力劳动的热量需求表

劳动强度	理想体重[kcal/(kg·d)]		
	消　瘦	正　常	肥　胖
卧床休息	20～25	12～20	15
轻体力劳动	35	30	25
中体力劳动	40	35	30
重体力劳动	45	40	35

肥胖者主食及副食减少＞10％，同时加强体育锻炼。消瘦、慢性消耗性疾病、营养不良者，儿童、孕妇、哺乳期妇女酌情增加，主食可增加＞10％。动物蛋白质增加＞20％。同时在治疗、随访过程中还应根据病情适当调整。

5.1.1.3　营养素的构成

(1) 三大营养物质每日所提供的热能在总热量中所占的百分比(见表8-8)。

制订食谱时以糖尿病治疗原则为基础，同类食物之间可灵活互换，非同类食物之间不得互换。部分蔬菜、水果可与主食(谷薯类)互换。

表 8-8　三大营养物质提供热量百分比

名　　称	提供的热量占全日总热量比(%)	来　　源
碳水化合物	50～60	谷类、薯类、豆类等
蛋白质	15～20	动物蛋白质(瘦肉、鱼、虾) 植物蛋白质(黄豆及制品、谷类)
脂肪	<30	饱和脂肪酸、多不饱和脂肪酸、单不饱和脂肪酸,每日胆固醇摄入量应低于 300 mg

(2) 每日应进食三大营养素的量：1 g 碳水化合物提供 4 kcal,1 g 蛋白质提供 4 kcal,1 g 脂肪提供 9 kcal。

以王女士为例,身高 165 cm,正常体重,轻体力劳动。理想体重=60 kg。每日需要摄入的总热量为 1 800 kcal,将三大营养素的热量换算成以克为单位的量：

碳水化合物：占 50%～60%,即 1 800×(50%～60%)=900～1 080 kcal;(900～1 080)÷4=225～270 g。

蛋白质：占 10%～15%,1 800×(15%～20%)=270～360 kcal;(270～360)÷4=68～90 g。

脂肪：占 30%,即 1 800×30%=540 kcal;540÷9=60 g。

5.1.1.4　糖尿病饮食略估法

(1) 主食：根据体力活动量来确定,每日至少三餐。卧床休息者 200～250 g,轻体力劳动者 250～300 g,中体力劳动者 300～400 g,重体力劳动者 400 g 以上。

(2) 副食：新鲜蔬菜 500 g 以上,牛奶 250 ml,鸡蛋 1 个,瘦肉 100 g,豆制品 50～100 g,烹饪油 10～20 g,盐 6 g。

5.1.1.5　合理安排餐次

(1) 糖尿病患者一日至少三餐,使主食及蛋白质等较均匀地分布在三餐中,并定时定量,一般按 1/5、2/5、2/5 分配;或 1/3、1/3、1/3 分配。

(2) 餐后 2 h 血糖高,下餐前易低血糖者(尤其是注射胰岛素或口服降糖药易低血糖者),可在正餐中匀出小部分主食作为正餐之间的加餐。

(3) 睡前加餐除主食外,可选用牛奶、鸡蛋、豆腐干等蛋白质食物,因蛋白质转化成葡萄糖的速度较慢,利于预防夜间低血糖。

5.1.1.6　限制饮酒

(1) 不推荐糖尿病患者饮酒。如饮酒时需把饮酒中所含的热量计算入总能量范围内。1 g 乙醇可提供 7 kcal 热量。糖尿病患者每日不超过 1～2 份标准量(一份标准量为：啤酒 285 ml,清淡啤酒 375 ml,红酒 100 ml 或白酒 30 ml,各含乙醇约 10 g)。

(2) 乙醇可使血糖控制不稳定,使用磺脲类降糖药或胰岛素治疗的患者饮酒初期可出现低血糖,随后血糖升高。大量饮酒,尤其是空腹饮酒时,低血糖常不易及时纠正。

(3) 肥胖、高三酰甘油血症、肾病、糖尿病妊娠等患者不应饮酒。

5.1.1.7 合理食用水果

(1) 水果中含碳水化合物约为6%～20%。主要含葡萄糖、果糖、蔗糖、淀粉、果胶等。

(2) 当血糖控制达到目标值时，可以选择水果，但需扣除部分主食，宜在两餐之间食用水果；病情控制不满意者暂不食用，可吃少量生黄瓜和西红柿等。

(3) 进食水果要减少主食的摄入量，少食25 g的主食可换苹果、橘子、桃子各150 g，梨100 g，西瓜500 g等。葡萄干、桂圆、枣、板栗等含糖量较高，应尽量少食用。

5.1.1.8 饮食治疗的注意事项

(1) 碳水化合物：合理限制摄入。红薯、土豆、山药、芋头、藕等根茎类蔬菜的淀粉含量高，进食时要减少相应主食用量。

(2) 蛋白质：对于有肾功能损害者，蛋白质的摄入为理想体重每日0.6～0.8 g/kg，为保证必需氨基酸的供给，以优质动物蛋白质为主，限制植物蛋白质。

(3) 脂肪和胆固醇：糖尿病患者饮食宜清淡，忌重油。坚果类脂肪含量高，应控制食用。饱和脂肪酸摄入量不应超过饮食总热量的7%；单不饱和脂肪酸在总热量摄入中的供能比宜达到10%～20%；多不饱和脂肪酸摄入不宜超过总热量摄入的10%，适当增加富含ω-3脂肪酸的摄入；尽量减少反式脂肪酸摄入。每日胆固醇的摄入量应<300 mg。

(4) 膳食纤维：膳食纤维具有降低餐后血糖、降血脂、改善葡萄糖耐量的作用。粗粮富含膳食纤维，可适当进食。

(5) 维生素、矿物质：食盐的摄入应限制在每日6 g以内。糖尿病患者应尽量从天然食品中补充铬、钙、硒、铜、铁、锌、锰、镁等矿物质，以及各种维生素。

5.1.1.9 中医食疗

在上述饮食治疗措施的基础上，根据患者体质的寒热虚实选择相应的食物：燥热偏盛者选用清凉类食物，如苦瓜、蒲公英等；虚寒者选用温补类食物，如生姜、干姜、肉桂、花椒做调味品炖羊肉、牛肉等；阴虚者选用养阴类食物，如黄瓜、萝卜汁；气郁痰阻者选凉拌苏叶、陈皮丝；小便频数者选核桃肉、山药、莲子；肥胖者采用低热量、粗纤维的减肥消脂食谱。

根据季节选择食物：夏天可选择清凉类食物，如苦瓜、黄瓜、荷叶等，冬天可选择温热的食物，如羊肉等。

5.1.2 运动治疗

长期坚持体育锻炼应作为糖尿病治疗的一项基本措施，适用于病情相对稳定者，尤其是肥胖的2型糖尿病患者。运动可提高胰岛素的敏感性，并有降糖、降压、减肥等作用。运动量需在医生指导下确定。

5.1.2.1 运动方式、强度与时间

(1) 应根据年龄、性别、体力、病情及有无并发症等不同条件，循序渐进。运动量要根

据各个人情况而定，老年人以散步或其他低强度的运动为好。推荐的运动方式见表 8-9。

表 8-9　推荐运动方式

运动强度	运动方式
轻度	购物、散步、做操、太极拳、八段锦、气功等
中度	快走、慢跑、骑车、爬楼梯、健身操等
稍强度	跳绳、爬山、游泳、球类、跳舞等

糖尿病患者可选择中低强度的有氧运动方式。可根据自身感觉来掌握，即周身发热、出汗，但不是大汗淋漓。

(2) 糖尿病患者所选择的运动强度应是最大运动强度的 60%～70%。

应保持心率(次/min)＝(220－年龄)×(60%～70%)。

(3) 运动频率和时间为每周至少 150 min，如 1 周运动 5 日，每次 30 min。运动时间在饭后 1～2 h 左右开始运动，以防低血糖。

5.1.2.2　运动治疗的禁忌证

(1) 合并各种急性感染；或酮症或酮症酸中毒等急性并发症。

(2) 严重慢性并发症：糖尿病肾病、糖尿病眼底病变、糖尿病神经病变、糖尿病足等。

(3) 伴有严重肝、肾、心脑血管疾病(心功能不全、心律失常；血栓、脑供血不足等)。

(4) 频发低血糖。

5.1.2.3　糖尿病运动中的注意事项

(1) 注射胰岛素的患者，运动前胰岛素注射在身体活动量小的部位。以免胰岛素快速吸收，而导致低血糖。

(2) 运动后仔细检查双脚，发现红肿、水疱、感染等，应及时处理。

(3) 如身体不舒服可暂停运动。

5.1.3　戒烟

吸烟有害健康。吸烟与肿瘤、糖尿病大血管病变、糖尿病微血管病变、过早死亡的风险增高相关。研究表明新发 2 型糖尿病患者戒烟有助于改善代谢指标、降低血压和白蛋白尿。

应劝诫每一位吸烟的糖尿病患者停止吸烟或停用烟草类制品，对患者吸烟状况以及尼古丁依赖程度进行评估，提供短暂咨询、戒烟热线、必要时加用药物等帮助戒烟。

5.2　西医

5.2.1　口服降糖西药治疗

(1) 二甲双胍：二甲双胍是 2 型糖尿病患者控制高血糖的一线用药和药物联合中的

基本用药。目前使用的是盐酸二甲双胍。如无禁忌且能耐受药物者，二甲双胍应贯穿全程治疗。

二甲双胍主要作用是抑制肝糖的输出，增加外周组织对胰岛素的敏感性，促进葡萄糖摄取和利用，可以使 HbA1c 下降 1.0%～2.0%，对降低 FPG 效果好，并可减轻体重。单独使用二甲双胍不导致低血糖，但二甲双胍与胰岛素或促胰岛素分泌剂联合使用时，可增加低血糖发生的危险。

二甲双胍的主要不良反应为胃肠道反应：如恶心、呕吐、腹泻等。从小剂量开始并逐渐加量是减少不良反应的有效方法。双胍类药物罕见的严重不良反应是诱发乳酸性酸中毒。我国最新的专家共识指出，eGFR（估算肾小球滤过率）45～60 ml/min 应减量使用；eGFR＜45 ml/min 应禁止使用。肝功能不全、严重感染、缺氧或接受大手术的患者，在使用碘化造影剂进行造影检查时，应暂时停用二甲双胍。

（2）磺脲类：磺脲类仍是我国常用降糖药物。主要有格列本脲、格列吡嗪、格列齐特、格列喹酮、格列美脲等。

磺脲类药物的主要作用是促进胰岛β细胞分泌胰岛素，可以使 HbA1c 降低 1.0%～2.0%。

磺脲类药物如果使用不当（用量过大、使用长效制剂、体力活动过度或饮食不当时）可导致低血糖，尤其是在老年患者和肝、肾功能不全者；磺脲类药物还可以导致体重增加，高胰岛素血症；部分患者可出现消化道反应、贫血、白细胞减少、血小板减少、皮肤过敏等。磺脲类药物对 1 型糖尿病无效，也不适用于 2 型糖尿病患者合并严重感染、酮症酸中毒、高渗性昏迷、大手术、伴有肝肾功能不全以及合并妊娠者。2 型糖尿病患者晚期β细胞功能几乎消失殆尽，常需换用胰岛素治疗。

一般从小剂量开始，根据血糖水平调整，直至疗效满意为止。有肾功能轻度不全的患者，宜选择主要经肝脏代谢的格列喹酮。患者依从性差时，建议使用每日只需服用 1 次的磺脲类药物。本类药物需在餐前半小时服用。不宜同时使用多种磺脲类，也不宜与其他胰岛素促分泌剂（如格列奈类）合用。

（3）格列奈类：格列奈类药物为非磺脲类胰岛素促泌剂。主要有瑞格列奈、那格列奈、米格列奈。

本类药物通过刺激胰岛素的早期分泌，有效降低餐后血糖，具有吸收快、起效快和作用时间短的特点。可降低 HbA1c 0.3%～1.5%。需在餐前 15 min 服用。

格列奈类药物的常见不良反应是低血糖和体重增加，但低血糖的风险和程度较磺脲类药物轻。轻、中度肾功能不全者不必调整剂量。

（4）α糖苷酶抑制剂：α糖苷酶抑制剂的主要作用是延缓碳水化合物在胃肠道的吸收，降低餐后血糖峰值。主要有阿卡波糖、伏格列波糖和米格列醇。可使 HbA1c 下降 0.5%～0.8%，不增加体重，并且有使体重下降的趋势。

适用于 2 型糖尿病或 IGT，尤其是餐后高血糖为主者。可与磺脲类、双胍类、噻唑烷

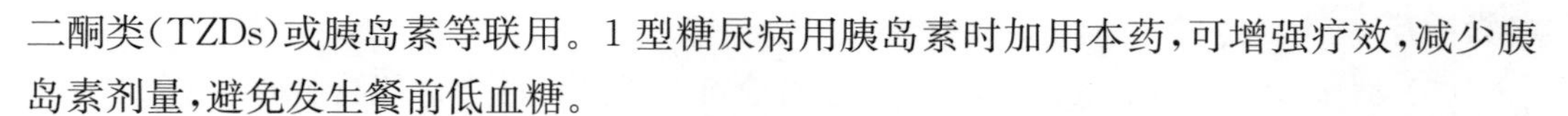

二酮类(TZDs)或胰岛素等联用。1型糖尿病用胰岛素时加用本药，可增强疗效，减少胰岛素剂量，避免发生餐前低血糖。

常见不良反应为胃肠道反应：如腹胀、排气多及腹泻等。服药时从小剂量开始，逐渐加量是减少不良反应的有效方法。单独服用本类药物通常不会发生低血糖；如果出现低血糖，需使用葡萄糖治疗，而淀粉类食物纠正低血糖的效果差。肝功能异常者慎用，胃肠功能障碍者忌用。儿童、孕妇、哺乳期妇女不宜使用。

(5) 二肽基肽酶4抑制剂(DPP-4抑制剂)：DPP4抑制剂的主要作用是通过抑制DPP-4而减少胰高糖素样多肽1(GLP-1)在体内的失活，增加GLP-1在体内的水平。GLP-1以葡萄糖依赖性地促进胰岛素分泌，抑制胰高糖素的分泌。目前在国内上市的主要有西格列汀、沙格列汀、利格列汀和阿格列汀等。使用过程中出现剧烈腹痛等急性胰腺炎的典型症状时需停用。

(6) 噻唑烷二酮：噻唑烷二酮(TZDs)也称格列酮类药物，有罗格列酮和吡格列酮。

TZDs是胰岛素增敏剂，主要通过增加靶细胞对胰岛素作用的敏感性而降低血糖。可以使HbA1c下降1.0%～1.5%。TZDs单独使用时不导致低血糖，但与胰岛素或促胰岛素分泌剂联合使用时可增加低血糖发生的风险。

体重增加和水肿是TZDs的常见不良反应，这种不良反应在胰岛素联合使用时表现更加明显。TZDs的使用还与骨折风险增加相关。有心力衰竭[纽约心脏学会(NYHA)心功能分级Ⅲ级以上]、活动性肝病或转氨酶升高超过正常上限2.5倍，以及严重骨质疏松和骨折病史的患者应禁用本类药物。有吡格列酮增加肿瘤风险的报道。

不同类型的两种口服降糖药物可联用，必要时也可三种联用。避免同时应用同一类药物。

5.2.2 胰岛素治疗

胰岛素是控制高血糖的重要手段。1型糖尿病患者需依赖胰岛素维持生命和控制高血糖。2型糖尿病患者虽然不需要胰岛素来维持生命，但由于口服降糖药的失效或出现口服药物使用禁忌时，仍需要使用胰岛素控制高血糖，以减少糖尿病急、慢性并发症。在某些时候，尤其是病程较长时，胰岛素治疗可能会变成最佳的、甚至是必需的血糖控制措施。

5.2.2.1 适应证

胰岛素治疗的主要适应证：

(1) 1型糖尿病需终身胰岛素替代治疗。

(2) 2型糖尿病经饮食、运动和口服降糖药(大剂量多种联合)治疗未获得良好控制，HbA1c仍大于7.0%时。

(3) 2型糖尿病无明显诱因而体重显著下降时，应该尽早使用胰岛素治疗。

(4) 新诊断2型糖尿病患者，HbA1c>9.0%或空腹血糖>11.1 mmol/L，可首选胰岛素治疗。

(5) 糖尿病酮症酸中毒、高血糖高渗压综合征和乳酸性酸中毒伴高血糖时。

(6) 各种严重的糖尿病其他急性或慢性并发症。

(7) 糖尿病手术、妊娠和分娩。

(8) 某些特殊类型糖尿病。

5.2.2.2 常用制剂

胰岛素根据来源和化学结构可分为：动物胰岛素(猪、牛)、人胰岛素和胰岛素类似物。根据作用时间特点可分为：超短效胰岛素类似物、常规(短效)胰岛素、中效胰岛素、长效胰岛素(包括长效胰岛素类似物)和预混胰岛素(包括预混胰岛素类似物)。临床试验证明，胰岛素类似物与人胰岛素相比，在模拟生理性胰岛素分泌和减少低血糖发生的危险性方面胰岛素类似物略优于人胰岛素。

短效胰岛素主要用于病情较急、初次应用胰岛素及病情不稳定者。对于病情比较稳定、需长期注射胰岛素者可选择中效、长效、中效加短效或长效加短效等治疗。短效胰岛素既可皮下注射，又可静脉注射；中、长效胰岛素只能皮下不能静脉注射。短效胰岛素主要控制当餐后高血糖；中效胰岛素主要控制第1、2餐后高血糖，以后者为主；长效胰岛素无明显作用高峰，主要提供基础胰岛素。超短效胰岛素(如门冬胰岛素)是快速吸收的人胰岛素类似物，可于进餐时注射，持续约4 h，低血糖发生率低。

此外，胰岛素"笔"型注射器是预先装满胰岛素的笔芯，故不必抽吸和混合胰岛素，剂量准确，使用方便且便于携带。胰岛素治疗时，需教育患者规范注射步骤，胰岛素注射器和胰岛素笔的使用方法，注射部位轮换以及针头处理。

5.2.2.3 使用原则

(1) 胰岛素治疗应在综合治疗基础上进行。

(2) 根据血糖水平、β细胞功能缺陷程度、胰岛素抵抗程度、饮食和运动状况等，决定胰岛素剂量。

(3) 一般从小剂量开始，用量、用法必须个体化，及时稳步调整剂量。

(4) 可模拟生理性胰岛素分泌的模式，实施基础胰岛素和餐时胰岛素两部分补充。

5.2.2.4 使用方案

(1) 基础胰岛素的使用：包括应用中效人胰岛素和长效胰岛素类似物。使用方法：继续口服降糖药物治疗，联合中效或长效胰岛素睡前注射。起始剂量为每日0.2 U/kg。根据患者空腹血糖水平调整胰岛素用量，通常每3～5日调整1次，每次调整1～4 U直至空腹血糖达标。如用长效胰岛素类似物，FPG目标可定为5.6 mmol/L。如3个月后空腹血糖控制理想，但HbA1c不达标，应考虑调整胰岛素治疗方案。

(2) 预混胰岛素的使用

1) 每日1次预混胰岛素：起始的胰岛素剂量一般为每日0.2 U/kg，晚餐前注射。根据患者空腹血糖水平调整胰岛素用量，至空腹血糖达标。调整频率、幅度可参考基础胰

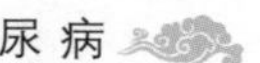

岛素的使用。

2) 每日 2 次预混胰岛素：是目前最为常用的 2 型糖尿病胰岛素治疗方案。起始的胰岛素剂量一般为每日 0.4～0.6 U/kg，按 1∶1 的比例分配到早餐前和晚餐前。根据空腹血糖，早餐后血糖和晚餐前后血糖分别调整早餐前和晚餐前的胰岛素用量，3～5 日调整 1 次，根据血糖水平每次调整的剂量为 1～4 U，直到血糖达标。使用每日 2 次预混胰岛素治疗时应停用胰岛素促泌剂(酌情使用其他口服降糖药物)。

(3) 胰岛素的强化治疗：大多数 1 型糖尿病及部分 2 型糖尿病血糖水平仍未达标者可用胰岛素的强化治疗。

1) 多次皮下注射：① 餐时＋基础胰岛素：根据睡前和三餐前血糖的水平分别调整睡前和三餐前的胰岛素用量，直到血糖达标。② 每日 3 次预混胰岛素类似物：根据睡前和三餐前血糖水平进行胰岛素剂量调整，直到血糖达标。

2) 持续皮下胰岛素输注(又称胰岛素泵)：用微型电子计算机控制胰岛素(速效或超短效)输注，模拟胰岛素的持续基础分泌和进餐时的脉冲式释放。此法更接近生理性胰岛素分泌模式，在控制血糖方面优于多次皮下注射且低血糖发生的风险小。主要适用 1 型糖尿病、计划受孕和已孕的糖尿病妇女、需要胰岛素强化治疗的 2 型糖尿病患者。

强化治疗后，空腹血糖仍较高的可能原因有：① 夜间胰岛素不足。② “黎明现象”，即夜间血糖控制良好，也无低血糖发生，可能因黎明时皮质醇、生长激素等对抗激素分泌增多所致。③ Somogyi 现象，因夜间低血糖后，体内胰岛素拮抗激素反应性分泌增加，清晨发生反跳性高血糖。

(4) 新诊断伴有明显高血糖的 2 型糖尿病患者胰岛素治疗：对于 HbA1c＞9.0％或空腹血糖＞11.1 mmol/L 的新诊断 2 型糖尿病患者可实施短期胰岛素强化治疗，治疗时间在 2 周至 3 个月为宜，治疗目标为空腹血糖 4.4～7.0 mmol/L，非空腹血糖＜10.0 mmol/L，可暂时不以 HbA1c 达标作为治疗目标。胰岛素强化治疗时应同时对患者进行医学营养及运动治疗，并加强对糖尿病患者的教育。胰岛素强化治疗方案包括多次皮下注射胰岛素或持续皮下胰岛素输注(CSII)或预混胰岛素每日注射 2 或 3 次的方案。应注意加强血糖的监测，及时调整胰岛素剂量，并注意尽量避免低血糖的发生。

对于短期胰岛素强化治疗未能诱导缓解的患者，是否继续使用胰岛素治疗或改用其他药物治疗，应由专科医生根据患者的具体情况来确定。对治疗达标且临床缓解者，可定期(如 3 个月)随访监测；当血糖再次升高，即：空腹血糖＞7.0 mmol/L 或餐后 2 h 血糖＞10.0 mmol/L 的患者重新起始药物治疗。

5.2.2.5　胰岛素治疗的不良反应

(1) 低血糖：最为多见，多由剂量过大或与饮食、运动配合不当引起。更常见于部分 1 型糖尿病患者。如及时发现尽早治疗(见“7　糖尿病低血糖的基层防治”)。

(2) 过敏反应：皮肤瘙痒、荨麻疹，罕见过敏性休克。

(3) 局部反应：注射局部红肿，皮下脂肪萎缩或增生，停止在该部位注射后可缓慢自然恢复，应经常更换注射部位以防止其发生。

(4) 胰岛素水肿：治疗初期可因钠潴留而发生轻度水肿。

5.2.3　2 型糖尿病的减重手术治疗

2009 年 ADA 和 2010 中国 2 型糖尿病治疗指南中均已正式将减肥手术列为治疗肥胖症伴 2 型糖尿病的措施之一。

减重手术的适应证：BMI≥32 kg/m² 的 2 型糖尿病患者，经生活方式干预和各种药物治疗难以控制的 2 型糖尿病或伴发疾病(HbA1c>7.0%)，年龄在 18～60 岁，一般状况较好。BMI28～32 kg/m² 且有 2 型糖尿病，尤其存在其他心血管风险因素时，可慎重选择减重手术。

适合减重手术的病例应及时转诊上级医院，由内分泌科和外科医师合作完成术前筛选及评估。必须注意减重术后管理和随访。

5.2.4　2 型糖尿病高血糖的西医治疗路径

对 2 型糖尿病高血糖的处理，可以采用图 8－1 的路径，并根据病情等综合因素进行个体化处理。

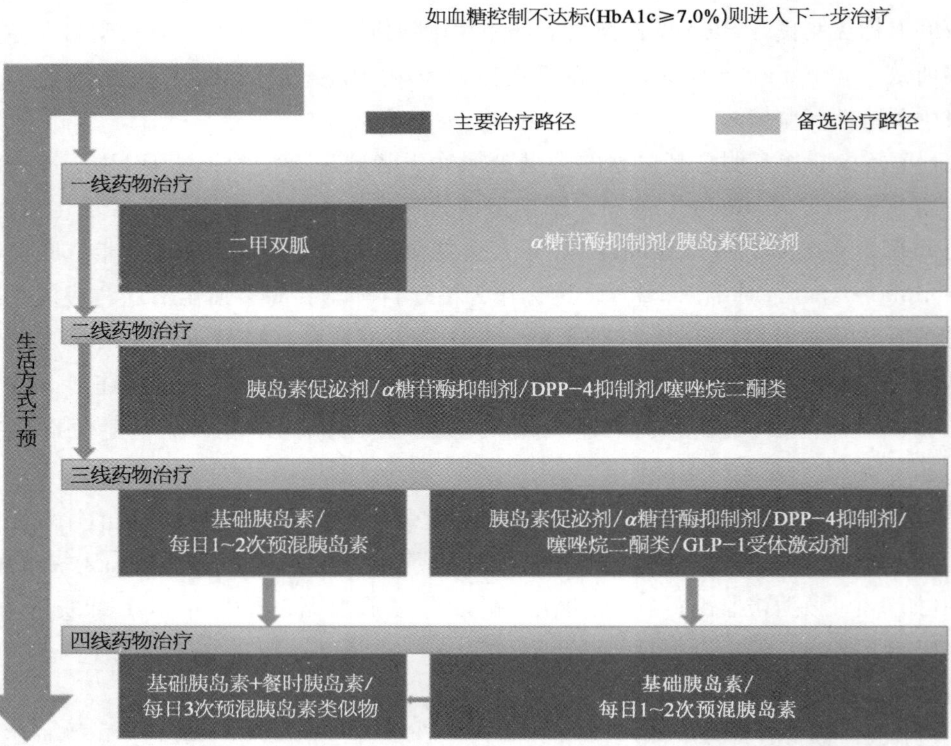

如血糖控制不达标(HbA1c≥7.0%)则进入下一步治疗
主要治疗路径
备选治疗路径
生活方式干预
一线药物治疗
二甲双胍
α糖苷酶抑制剂/胰岛素促泌剂
二线药物治疗
胰岛素促泌剂/α糖苷酶抑制剂/DPP-4抑制剂/噻唑烷二酮类
三线药物治疗
基础胰岛素/
每日1~2次预混胰岛素
胰岛素促泌剂/α糖苷酶抑制剂/DPP-4抑制剂/
噻唑烷二酮类/GLP-1受体激动剂
四线药物治疗
基础胰岛素+餐时胰岛素/
每日3次预混胰岛素类似物
基础胰岛素/
每日1~2次预混胰岛素

图 8－1　2 型糖尿病高血糖的西医治疗路径[《中国 2 型糖尿病防治指南》(2013 版)]

5.3 中医

中医称糖尿病为消渴病，糖尿病属于中医“消渴”“肥胖”等范畴。

糖尿病病因复杂，禀赋不足、饮食失节、情志失调、久坐少动等均可发为本病，并可累及五脏。本病为本虚标实之证，本虚为气虚、阴虚、阳虚等；标实以痰湿、郁热、瘀血等多见。瘀血常贯穿糖尿病始终。

5.3.1 辨证论治

糖尿病辨证分型尚未完全统一，可参照《中药新药临床研究指导原则(试行)》(2002年版)中消渴病的中医证候诊断标准，常见阴虚热盛证、湿热困脾证、气阴两虚证、阴阳两虚证、血瘀脉络证5个证型。其中气阴两虚证最为多见。证型与病程相关，阴虚热盛证多见于早期，阴阳两虚证多见于后期。血瘀脉络证常与其他4个证型兼夹，在并发症期尤为多见。临床也可见肝肾阴虚证或其他证型。

(1) 阴虚热盛证

证候：咽干口燥，心烦畏热，渴喜冷饮，多食易饥，溲赤便秘。舌红，苔黄，脉细滑数，或细弦数。

治法：养阴清热。

方药：消渴方加减。

太子参、麦冬、葛根、天花粉、石膏、黄连、生地黄等。

(2) 湿热困脾证

证候：胸脘腹胀，或食后饱满，头身困重，心胸烦闷，四肢倦怠，体形肥胖，小便黄赤，大便不爽。舌红，苔黄腻，脉滑而数。

治法：健脾和胃，清热祛湿。

方药：六君子汤加减。

党参、白术、茯苓、半夏、陈皮、黄连等。

加减：口渴喜饮加生石膏、知母；腹部胀满加炒莱菔子、全瓜蒌、枳实。

(3) 气阴两虚证

证候：咽干口燥，倦怠乏力，多食易饥，口渴喜饮，气短懒言，五心烦热，心悸失眠，溲赤便秘。舌红少津液，苔薄或花剥，脉细数无力，或细而弦。

治法：益气养阴。

方药：玉泉丸加减。

黄芪、太子参、麦冬、茯苓、天花粉、葛根、乌梅等。

加减：倦怠乏力甚重用黄芪；口干咽燥甚重加麦冬、石斛。

(4) 阴阳两虚证

证候：神疲乏力，咽干口燥，腰膝酸冷，或手足畏寒，夜尿频多，头晕眼花，心悸失眠，自汗易感，气短懒言，颜面肢体浮肿，尿多浊沫，或小便量少，大便干稀不调，男子阳痿，女子性欲淡漠。舌体胖大，有齿痕，脉沉细无力。

治法：滋阴补阳。

方药：金匮肾气丸加减，水肿者用济生肾气丸加减。

制附子、桂枝、熟地黄、山茱萸、山药、泽泻、茯苓、牡丹皮等。

加减：偏肾阳虚，选右归饮加减；偏肾阴虚，选左归饮加减。

（5）血瘀脉络证

证候：胸痛，胁痛，腰痛，背痛，部位固定，或为刺痛，肢体麻木，疼痛夜甚，肌肤甲错，口唇紫暗，面部瘀斑，健忘心悸，心烦失眠。舌质暗，有瘀斑，舌下脉络青紫纡曲，脉弦，或沉而涩。

治法：活血化瘀。

方药：血府逐瘀汤加减。

生地黄、赤芍、川芎、桃仁、红花、枳壳、桔梗、牛膝等。

加减：瘀阻经络加地龙、全蝎；瘀阻血脉加水蛭。

见附 11.2：2 糖尿病辨证分型及治疗表。

5.3.2 常用中成药制剂

中成药的选用也需辨证。建议选用无糖颗粒剂、胶囊剂、浓缩丸或片剂。

（1）消渴丸：系中西复方制剂，每 10 粒丸药中含格列苯脲（优降糖）2.5 mg。功效：滋肾养阴、益气生津。使用方法类似优降糖，适用于气阴两虚而血糖升高的 2 型糖尿病患者。

（2）金芪降糖片：由黄连、黄芪、金银花组成。功能清热益气。主治气虚兼内热之轻、中型 2 型糖尿病。用法：饭前半小时口服，1 次 3 片，1 日 3 次。

（3）六味地黄丸：用于肾阴亏损，头晕耳鸣，腰膝酸软等。

（4）杞菊地黄丸：用于肝肾阴亏，眩晕耳鸣，羞明畏光等。

（5）金匮肾气丸：用于肾虚水肿，腰酸腿软等。

5.3.3 针灸治疗

（1）体针。① 阴虚热盛：肺俞、胃俞、脾俞、胰俞、内庭、中脘、尺泽、曲池、足三里、三阴交等。② 气阴两虚：百会、关元、足三里、肾俞、三阴交、太溪等。

（2）耳针：耳针、耳穴贴压以内分泌、肾上腺等穴位为主。耳针疗法取穴胰、内分泌、肾上腺、缘中、三焦、肾、神门、心、肝。

5.3.4 按摩治疗

肥胖或超重 DM 患者可腹部按摩中脘、水分、气海、关元、天枢、水道等。点穴减肥常取合谷、内关、足三里、三阴交。也可推拿面颈部、胸背部、臀部、四肢等部位以摩、揿、揉、按、捏、拿、合、分、轻拍等手法。

5.3.5 中医膏方

膏方能全面调理人体气血阴阳之平衡，既补虚疗疾，又增强体质、抗衰益寿，体现“未病先防，既病防变”。有条件的糖尿病患者(尤其是老年患者)，可请具有处膏方资质的相关专业的中医师，予膏方调治。

糖尿病患者的膏方忌用糖类，可用木糖醇或元贞糖代替，或不加任何糖类调味剂。伴超重或肥胖者，酌情限用黑芝麻、胡桃仁等高热量高脂肪食材。伴痛风及高尿酸血症者慎用高嘌呤胶类。伴脂肪肝等肝病者慎用黄酒。

冬季膏方一般从冬至开始至立春。夏季膏方从头伏开始到三伏结束。每日 2 次(空腹、睡前)，每次 1 汤匙(小袋)，温水化服或含服。

5.4 2型糖尿病社区中西医结合诊疗流程图

2型糖尿病（明确诊断者）
生活方式干预（医学营养、运动、戒烟等）
西医
中医
口服降糖药
1. 磺脲类
2. 格列奈类
3. α糖苷酶抑制剂
4. 二肽基肽酶4抑制剂
5. 噻唑烷二酮
胰岛素治疗
1. 基础
2. 预混
3. 强化
和(或)
辨证论治
1. 阴虚热盛证
2. 湿热困脾证
3. 气阴两虚证
4. 阴阳两虚证
5. 血瘀脉络证
中成药
1. 针灸
2. 按摩
3. 膏方

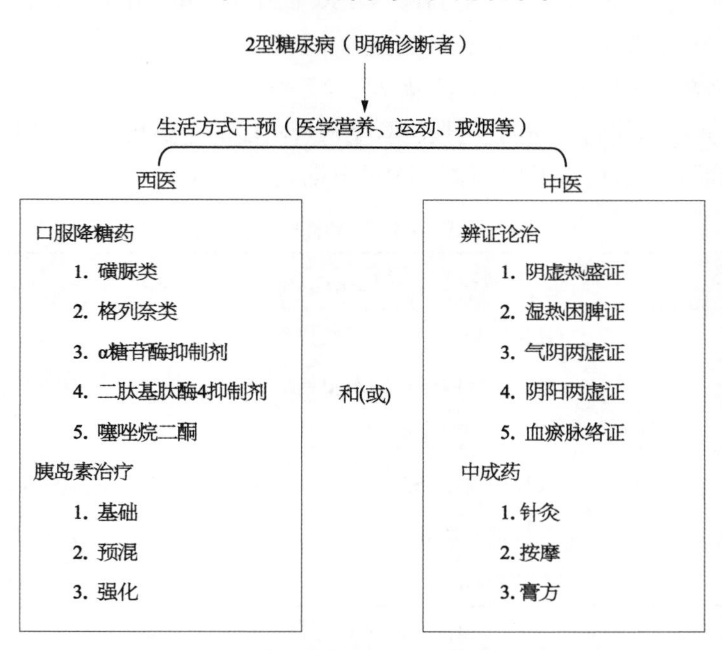

图 8－2 2型糖尿病社区中西医结合诊疗流程图

6 糖尿病慢性并发症的中西医防治

本章主要介绍最常见的糖尿病慢性并发症：糖尿病肾病、糖尿病周围神经病变、糖尿病视网膜病变和糖尿病足病。糖尿病下肢血管病变、糖尿病自主神经病变等未专题介绍。

6.1 糖尿病肾病

糖尿病肾病是糖尿病最主要的微血管并发症之一，约占20%～40%，早期糖尿病肾病的特征是尿中白蛋白排泄轻度增加(微量白蛋白尿)，逐步进展至大量白蛋白尿和血清肌酐水平上升，也是目前引起终末期肾病(end-stage renal disease, ESRD)的首要原因。

6.1.1 糖尿病肾病的定义与诊断

2014年ADA认为糖尿病性肾脏疾病(diabetic kidney disease, DKD)是指由糖尿病引起的慢性肾病，主要包括肾小球滤过率(GFR)低于60 ml/(min・1.73 m^2)或尿白蛋白/肌酐比值(ACR)高于30 mg/g持续超过3个月。

6.1.1.1 糖尿病肾病的筛查和肾功能评价

肾功能改变是糖尿病肾病的重要表现，反映肾功能的主要指标是GFR，根据GFR和其他肾脏损伤证据可进行慢性肾病(CKD)的分期(表8-10)。

表8-10 慢性肾病的肾功能分期

分期		特点描述	eGFR[ml/(min・1.73 m^2)]
1期		GFR增加或正常伴肾脏损伤*	≥90
2期		GFR轻度降低伴肾脏损伤*	60～89
3期	3a	GFR轻中度降低	45～59
	3b	GFR中重度降低	30～44
4期		GFR重度降低	15～29
5期		肾衰竭	15或透析

注：eGFR[ml/(min・1.73 m^2)]＝175×血清肌酐(SCr)$^{-1.234}$×年龄$^{-0.179}$(如果是女性×0.79)；* 肾脏损伤指病理、血、尿或影像学检查的异常。

建议所有2型糖尿病患者应从确诊时和1型糖尿病患者病程超过5年时，每年都进行肾功能筛检，以评估尿白蛋白/肌酐比值(UAE/AER)和GFR。

6.1.1.2 糖尿病肾病临床诊断标准

根据《糖尿病肾病防治专家共识(2014年版)》(中华医学会糖尿病学分会微血管并发症学组)推荐采用的诊断标准，在大部分糖尿病患者中，符合以下任何一项者可考虑为DKD。

(1) 大量白蛋白尿。

(2) 糖尿病视网膜病变伴任何一期慢性肾脏病。

(3) 在10年以上糖尿病病程的1型糖尿病中出现微量白蛋白尿。

检测尿液微量白蛋白最简单的方法是测定晨尿或随机尿中ACR，如结果异常，则应在3个月内重复检测以明确诊断。如3次ACR中有2次升高，排除感染等其他因素时，

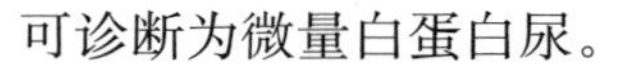

可诊断为微量白蛋白尿。

6.1.1.3　糖尿病肾病的临床分期和病理分级(见表 8-11)

表 8-11　2 型糖尿病参考 Mogensen1 型糖尿病肾病分期标准

分　期	临床及病理
Ⅰ期	肾小球高滤过,肾脏体积增大
Ⅱ期	间断微量白蛋白尿,肾小球基底膜增厚
Ⅲ期(早糖尿病肾病期)	UAE 20～200 μg/min 或 30～300 mg/24 h 以持续性微量白蛋白尿为标志
Ⅳ期(临床糖尿病肾病期)	显性白蛋白尿,部分可表现为肾病综合征
Ⅴ期(肾衰竭期)	肾衰竭,血肌酐升高

病理活检被认为是糖尿病肾病诊断的金标准,不能依据临床病史排除其他肾脏疾病时,需考虑进行肾穿刺以确诊。

6.1.2　糖尿病肾病的防治

糖尿病肾病的治疗以控制血糖、控制血压、减少尿蛋白为主,还包括生活方式干预、纠正脂质代谢紊乱、治疗肾功能不全的并发症、透析治疗等。

6.1.2.1　生活方式指导

改变生活方式包括饮食治疗、运动、戒酒、戒烟、控制体重,有利于减缓糖尿病肾病进展,保护肾功能。

(1) 医学营养治疗：DKD 应避免高蛋白质饮食,严格控制蛋白质每日摄入量,不超过总热量的 15%,微量白蛋白尿者应控制在 0.8～1.0 g/kg,显性蛋白尿者及肾功能损害者应控制在 0.6～0.8 g/kg。以优质蛋白质为主,可从家禽、鱼、乳类等中获得。限制钠盐摄入(每日 2 000～2 400 mg)。

(2) 运动：体力活动可诱导 DKD 早期的尿蛋白暂时升高,长期规律的运动可通过控制血糖、血压,减缓糖尿病及糖尿病肾病的发生发展。轻患者每周应至少进行 150 min 以上中等强度的有氧运动(运动时心率达到最高值的 50%～70%)。重者酌情减至每周 2～3 次。

6.1.2.2　控制血糖

(1) 血糖控制目标：血糖控制应遵循个体化原则。建议糖化血红蛋白(HbA1c)不超过 7%。对中老年患者,可适当放宽至 7%～9%。在 CKD 4～5 期的患者中,因贫血而导致 HbA1c 不准确,用糖化血清白蛋白或果糖胺反映血糖控制水平更可靠。

(2) 降糖药物的选择：某些在肾脏代谢或排泄的药物,在 DKD 患者中,经肾排泄减少或其活性代谢产物的清除减少,可引起低血糖等不良反应,这些药物应根据 GFR 需酌情减量或停药(见表 8-12)。

表 8-12　抗高血糖药物的选择

类　别	药　物	CKD1～2	CKD3	CKD4	CKD5
双胍类	双胍类				
磺脲类	格列本脲				
	格列美脲				
	格列吡嗪				
	格列齐特				
	格列喹酮				
格列奈类	瑞格列奈				
	那格列奈				
噻唑烷二酮类	吡格列酮				
α-糖苷酶抑制剂	阿卡波糖				
	伏格列波糖				
GLP-1	艾塞那肽				
	利拉鲁肽				
DPP-4 抑制剂	西格列汀				
	沙格列汀				
	维格列汀				
	利格列汀				
胰岛素	胰岛素				

注：浅灰表示减量，深灰表示禁用。

6.1.2.3　控制血压

合并肾病者的血压控制目标为 130/80 mmHg。ACEI 或 ARB 在糖尿病肾病中有控制血压、减少蛋白尿、延缓肾功能进展的作用，是治疗糖尿病肾病的一线药物。因该类药物可能导致短期肾小球滤过率下降，使用期间应监测血清肌酐及血钾水平，不推荐血肌酐＞265.2 μmol/L(3 mg/dl)的肾病患者应用。亦可联用钙通道阻滞剂(CCB)、噻嗪类或襻利尿剂、β 受体阻滞剂等降压药物。

6.1.2.4　肾脏替代治疗

GFR 低于 15 ml/(min·1.73 m^2)的 DKD 在条件允许的情况下可选择肾脏替代治疗，包括血液透析、腹膜透析和肾脏移植等。

6.1.2.5　中医中药治疗

本病属中医“水肿”“虚劳”“关格”等范畴。

(1) 辨证论治：糖尿病迁延日久，耗气伤阴，五脏受损，久病及肾，常伴血瘀。最常见证型：气阴两虚证，阴阳两虚证，血瘀脉络证等。治宜益气养阴，滋阴补阳，活血化瘀。

（2）中成药。生脉饮：用于气阴两亏，心悸气短，脉微自汗等。附子理中丸，用于脾胃虚寒，脘腹冷痛，呕吐泄泻。济生肾气丸，用于肾阳不足，水湿内停所致的肾虚水肿，腰膝酸重等。

虫草菌丝：如百令胶囊、金水宝胶囊、至灵胶囊等，补肺肾，益精气，用于慢性肾功能不全。

黄葵胶囊：功效是清利湿热，解毒消肿。用于浮肿，腰痛，蛋白尿，舌苔黄腻等湿热症。每次5粒，1日3次；8周为1个疗程。

肾炎康复片：功效是益气养阴，补肾健脾，清解余毒。主治属于气阴两虚，脾肾不足，毒热未清症者，表现为神疲乏力，腰酸腿软，面浮肢肿，头晕耳鸣；蛋白尿，血尿等。用法用量：口服。1次5片，1日3次，小儿酌减。

肾衰宁片（胶囊）：功效益气健脾，活血化瘀，通腑泄浊，用于慢性肾功能不全。每日3～4次，1次4～6片。

（3）中药保留灌肠：疾病后期脾肾衰败，浊毒潴留，上犯脾胃，出现严重胃肠道症状，可用中药灌肠治疗。例如以生大黄、淡附片、丹参等，水煎浓缩至100～200 ml，高位保留灌肠，每日1～2次，适用于关格实证。

（4）针灸：行针刺治疗应严格消毒。

气阴两虚证：肾俞、脾俞、足三里、三阴交、志室、太溪、复溜、曲骨，针刺用补法，行间用泻法。

阴阳两虚证：脾俞、肾俞、命门、三阴交、气海、关元，针刺用补法。

6.2　糖尿病周围神经病变

糖尿病神经病变是糖尿病最常见的慢性并发症之一，病变可累及中枢神经及周围神经，以后者为常见。其患病率10%～96%。糖尿病中枢神经病变是指大脑、小脑、脑干及脊髓的神经元及其神经纤维的损伤。糖尿病周围神经病变（diabetic peripheral neuropathy，DPN）是指在排除其他原因的情况下，糖尿病患者出现周围神经功能障碍相关的症状和（或）体征，或无症状的糖尿病神经病变，依靠体征筛查或神经电生理检查方可诊断。

6.2.1　糖尿病周围神经病变的诊断

（1）病史详细询问病史，包括糖尿病类型及病程、糖尿病家族史、吸烟史、饮酒史、既往病史等。

（2）症状及体征：① 远端对称性多神经病变，病情多隐匿，进展缓慢；以四肢末端麻木、刺痛、感觉异常为主；呈手套或袜套样分布，多从下肢开始，夜间加重。体检见足部皮色黯淡，汗毛稀少，皮温较低；痛温觉、震动觉减退或缺失，踝反射正常或轻度减弱，运动功能基本完好。② 局灶性单神经病变主要累及正中神经、尺神经、桡神经以及第Ⅲ、Ⅵ、

Ⅶ颅神经，面瘫发生率高。数月后自愈。③ 非对称性的多发局灶性神经病变起病急，以运动障碍为主，肌肉无力、萎缩，踝反射减弱。数月后自愈。④ 多发神经根病变起病急，主要为下肢近端肌群受累。可见单一患肢近端肌肉疼痛、无力，疼痛为深度的持续性钝痛，夜间加重，2～3 周内出现肌肉萎缩，呈进行性进展。

(3) 神经系统检查。① 筛查内容：痛觉（针刺法）、温度觉、压力觉（Semmes-Weinstein 单丝法）、震动觉（128 Hz 音叉法）和踝反射。② 神经电生理检查：适用于经上述检查后高度怀疑 DPN 的患者；可评估周围有髓鞘的粗纤维神经传导电信号的能力。通常检测正中神经、尺神经及腓肠神经等。

(4) 诊断标准：DPN 的确诊需结合病史、体检和电生理学检查资料。主要包括：① 明确的糖尿病病史；② 诊断糖尿病时或之后出现的神经病变；③ 临床症状和体征与 DPN 的表现相符。以下 5 项检查中如果有 2 项或 2 项以上异常则诊断为 DPN：温度觉异常；尼龙丝检查，足部感觉减退或消失；振动觉异常；踝反射消失；神经传导速度有 2 项或 2 项以上减慢。

排除其他病变如颈腰椎病变、脑梗死、格林-巴利综合征、严重动静脉血管病变等，尚需鉴别药物尤其是化疗药物引起的神经毒性作用以及肾功能不全引起的代谢毒物对神经的损伤。

(5) 诊断分层（见表 8－13）。

表 8－13 DSPN 诊断分层

诊断分层	DSPN 症状	DSPN 体征	神经传导速度功能
确诊	有	有	异常
临床诊断	有	1 项阳性	正常
	无	2 项或以上阳性	
疑似诊断	有	无	正常
	无	1 项阳性	
亚临床	无	无	异常

此外，糖尿病自主神经病变（DAN）是糖尿病常见的并发症，其可累及心血管、消化、呼吸、泌尿生殖等系统，还可出现体温调节、泌汗异常及神经内分泌障碍。

6.2.2 糖尿病周围神经病变的西医治疗

6.2.2.1 针对病变机制治疗

针对本病的发病机制，积极采取控制血糖、促进神经修复（如甲钴胺）、抗氧化应激（如 α-硫辛酸）、改善微循环（如前列腺素 E1）和改善代谢紊乱（如依帕司他）等治疗措施。

6.2.2.2 对症治疗

主要针对疼痛的治疗，常用三环类抗抑郁药（阿米替林）、抗惊厥药（加巴喷丁、卡马

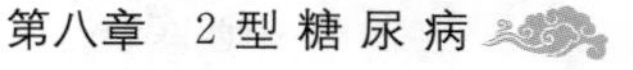

西平)或阿片类止痛药(曲马多、可待因、羟考酮、美沙酮)。局部疼痛可予外用药涂抹或贴敷。

6.2.3　中医中药治疗

本病属中医"麻木""血痹""痛证""痿病"等范畴。

糖尿病日久,耗伤气阴,阴阳气血亏虚,血行瘀滞,脉络痹阻,属本虚标实证。病位在脉络,内及肝、肾、脾等脏腑,以气血亏虚为木,瘀血阻络为标。血瘀均贯穿始终。

6.2.3.1　辨证论治

糖尿病周围神经病变以凉、麻、痛、痿四大主症为临床特点。临证当首辨其虚实,虚当辨气虚、阴虚、阳虚之所在;实当辨瘀与痰之所别,但总以虚中夹实最为多见。治疗当在辨证施治、遣方择药前提下,酌情选加化瘀通络之品,取其"以通为补""以通为助"之义。

最常见证型是气虚血瘀证、阳虚寒凝证等。治宜益气活血,化瘀通痹;温经散寒,通络止痛。

6.2.3.2　中成药

血府逐瘀胶囊,用于瘀血阻络,以痛为主者。

筋骨痛消丸:用于阳虚血瘀、痰瘀互结证。

木丹颗粒。组成:黄芪、延胡索(醋制)、三七、赤芍、丹参、川芎、红花、苏木、鸡血藤。益气活血,通络止痛。用于治疗糖尿病性周围神经病变属气虚络阻证。每次1袋,每日3次。

6.2.3.3　针灸

(1) 体针。① 气虚血瘀证:取穴以气海、血海、足三里为主穴,可配合三阴交、曲池、内关。手法:施捻转平补平泻法。② 阳虚血瘀证:取穴以肾俞、命门、腰阳关、关元为主穴,可配合环跳、阳陵泉、绝骨、照海、足临泣。手法:施捻转平补平泻,出针后加灸。

(2) 耳针:取穴为肝、脾、肾、臀、坐骨神经、膝、神门、交感。每次选2或3穴。手法:中强刺激,留针15～30 min。

6.2.3.4　药物外治

外洗方:透骨草、桂枝、川椒、艾叶、木瓜、苏木、红花、赤芍、白芷、白芍、川乌、草乌、生麻黄。搪瓷盆中,加水5 000 ml浸泡1.5～2 h,文火煮沸后,再煮30 min,离火后先熏手足,待药液温度降至38～42℃时,再将手足入药液中浸泡30 min。

6.3　糖尿病视网膜病变

糖尿病视网膜病变(DR)是糖尿病的常见慢性并发症之一,病变分为非增殖期(NPDR)和增殖期(PDR)。主要危险因素包括病程、血糖控制不良、高血压、血脂紊乱,还包括妊娠和糖尿病肾病等。2型糖尿病患者也是其他眼部病变(白内障、青光眼等)的高危人群。

6.3.1 筛查

经确诊为糖尿病，医师就应告知患者可能会造成视网膜损害，并应接受眼科检查和随访。因此，2 型糖尿病患者在确诊后应尽快进行首次眼底检查和其他方面的眼科检查。

随访频率：即使正常眼底和极轻度非增殖期者，也应每年复查 1 次；重度病变患者每 3～6 月 1 次；妊娠妇女需增加检查频率。

6.3.2 诊断

6.3.2.1 糖尿病视网膜病变

依据散瞳后检眼镜可观察的指标来分级，2002 年糖尿病性视网膜病变国际临床分级标准，分为两大类：

(1) 非增殖期：轻度仅有微动脉瘤；中度有微动脉瘤存在，但轻于重度；重度出现下列表现之一：任一象限中有多于 20 处视网膜内出血，或在 2 个以上象限有静脉串珠样改变，或在 1 个以上象限有显著的视网膜内微血管异常。

(2) 增殖期：出现以下一种或多种改变，新生血管形成、玻璃体积血或视网膜前出血。

6.3.2.2 糖尿病黄斑水肿

如果存在有临床意义的糖尿病黄斑水肿症状和体征（如视物变形、明显的视力下降），需行彩色眼底照相和荧光造影等检查。

突发失明或视网膜脱离者需立即转诊眼科；伴有任何程度的黄斑水肿，重度非增殖性糖尿病视网膜病变（NPDR），或任何增殖性糖尿病视网膜病变（PDR）的糖尿病患者，应转诊上级医疗机构，请有丰富经验的眼科医生诊治。

6.3.3 西医治疗

良好的控制血糖、血压和血脂可预防或延缓糖尿病视网膜病变的进展。

6.3.3.1 光凝治疗

激光光凝治疗能够减少高危 PDR、有临床意义的黄斑水肿及部分重度 NPDR 患者失明的风险。过早激光治疗弊大于利。根据治疗目的不同，DR 各期的光凝方法也不同。

6.3.3.2 玻璃体切割术

用于大量玻璃体积血久不吸收和（或）有机化条带牵拉致视网膜脱离者。目的是清除浑浊的玻璃体，缓解玻璃体对视网膜牵拉，封闭裂孔，使脱离视网膜复位。

6.3.4 中医中药治疗

糖尿病视网膜病变属中医“视瞻昏渺”“云雾移睛”“暴盲”等范畴。本病以眼底出血、渗出、水肿、增殖为主要临床表现。其主要病机为气血阴阳失调，以气阴两虚、肝肾不足、阴阳两虚为本，脉络瘀阻、痰浊凝滞为标。

6.3.4.1 辨证论治

常见证型：气阴两虚，络脉瘀阻证；肝肾亏虚，目络失养证；阴阳两虚，血瘀痰凝证。以益气养阴，滋养肝肾，阴阳双补治其本；通络明目，活血化瘀，化痰散结治其标。临证要

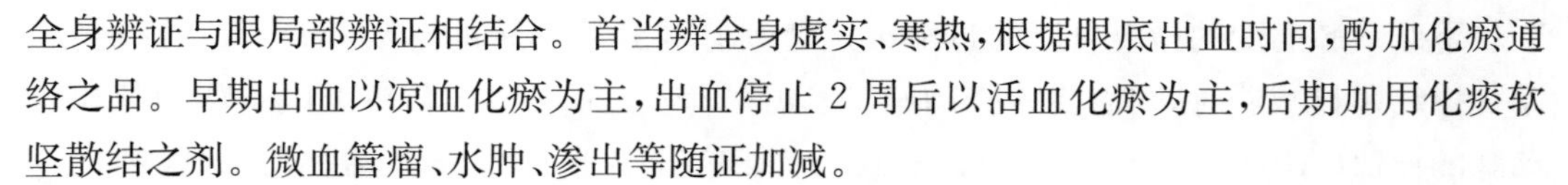

全身辨证与眼局部辨证相结合。首当辨全身虚实、寒热，根据眼底出血时间，酌加化瘀通络之品。早期出血以凉血化瘀为主，出血停止2周后以活血化瘀为主，后期加用化痰软坚散结之剂。微血管瘤、水肿、渗出等随证加减。

6.3.4.2 常用中成药

杞菊地黄丸：用于肝肾阴亏，适用于眩晕耳鸣，羞明畏光等症的患者。

6.3.4.3 针灸

对于糖尿病视网膜病变1～3级，出血较少者，可慎用针刺疗法，取太阳、阳白、攒竹、足三里、三阴交、光明、肝俞、肾俞等穴，可分两组轮流取用，每次取眼区穴1～2个，四肢及背部穴3～5个，平补平泻。

6.4 糖尿病足病

糖尿病足(DF)是指糖尿病患者由于合并神经病变及各种不同程度末梢血管病变而导致下肢感染、溃疡形成和(或)深部组织的破坏。糖尿病足病包括高危足和糖尿病足溃疡。基本发病因素是神经病变、血管病变和感染。这些因素共同作用可导致组织的溃疡和坏疽。

神经病变可有多种表现，最重要的神经病变是感觉减退或缺失的末梢神经病。糖尿病自主神经病变所造成的皮肤干燥、皲裂等可促使或加重足病。

周围动脉病变是造成足病的另外一个重要因素。有严重周围动脉病变的患者可出现间歇性跛行的典型症状。但大多数患者可无此症状而发生足溃疡。

糖尿病足溃疡的患者容易合并感染。感染又是加重溃疡甚至是导致患者截肢的因素。糖尿病足溃疡合并的感染，大多是革兰阳性菌和阴性菌，甚至合并有厌氧菌的混合感染。

6.4.1 糖尿病足病的危险因素

(1) 病史：以往有足溃疡或截肢史；独居、老年、视力差、经济条件差；赤足行走等。

(2) 神经病变：可有下肢麻木、刺痛，尤其是夜间的疼痛；周围感觉迟钝、严重减退甚至缺失的患者。

(3) 血管状态：间歇性跛行、静息痛、足背动脉搏动明显减弱或消失。

(4) 皮肤：颜色呈暗红、发紫；温度明显降低；水肿；趾甲异常；胼胝；溃疡；皮肤干燥；足趾间皮肤糜烂。

(5) 骨/关节：畸形。

(6) 鞋/袜不合适。

6.4.2 糖尿病足病的筛查

可以通过以下检查来了解患者是否有周围神经病变而造成的感觉缺失：10 g的尼龙丝检查、128 Hz的音叉检查震动觉、用针检查两点辨别感觉、用棉花絮检查轻触觉、足跟反射。

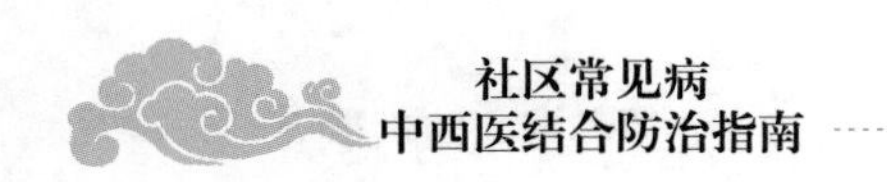

下肢动脉病变的检查可以通过触诊足背动脉和胫后动脉的搏动，如足背动脉、胫后动脉搏动明显减弱时，则需要检查动脉、股动脉搏动。采用多普勒超声检查踝动脉与肱动脉的比值（ABI≤0.9 提示有明显的缺血；ABI＞1.3 也属于异常，提示有动脉钙化）。必要时可进行经皮氧分压（$TcPO_2$）、血管超声、血管造影或 CT、磁共振血管造影检查。

6.4.3　糖尿病足病的预防

糖尿病足病，尤其是伴有严重肢体缺血的足溃疡患者，治疗措施有限而且费用较高。积极预防糖尿病足病的发生和有效地治疗足溃疡，可以明显地降低截肢率。因此，预防胜于治疗。

（1）定期检查患者是否存在糖尿病足的危险因素：对所有糖尿病患者进行每年 1 次的足部检查，包括足有否畸形、胼胝、溃疡和皮肤颜色变化；每年进行 1 次下肢动脉病变与周围神经病变的筛查等。

（2）教育患者及其家属进行足保护：对于无足病危险因素的患者，可进行一般的糖尿病足病预防教育；对于有足病危险因素的糖尿病患者，应该有糖尿病足病专业人员进行教育与管理，尽可能地降低糖尿病足发病危险。

（3）穿着合适的鞋袜。

（4）去除和纠正容易引起溃疡的因素。

6.4.4　西医治疗

（1）全面评估患者全身情况及足部情况。首先要鉴别溃疡的性质：神经性溃疡常见于反复受压的部位，如跖骨头的足底面、胼胝的中央。缺血性溃疡多见于足背外侧、足趾尖部或足跟部，皮肤温度低、足背动脉和（或）胫后动脉搏动明显减弱或消失。

（2）严格控制血糖、血压、血脂及血液流变学改变。

（3）神经性溃疡：主要是减压，特别要注意患者的鞋袜是否合适。

（4）缺血性溃疡：则要重视解决下肢缺血问题，轻、中度缺血的患者可以实行内科治疗；病变严重的患者可以接受介入治疗或血管外科成形手术。

（5）合并感染的足溃疡：应注意去除感染后的坏死组织。只要患者局部供血良好，必须进行彻底的清创。选用合适的敷料。在细菌培养的基础上选择有效的抗生素。病程长、已经接受过抗生素治疗的足溃疡往往需要联合抗生素治疗，兼顾革兰阴性和阳性菌的混合感染，必要时加用抗厌氧菌感染的抗生素，严重感染的足溃疡抗生素治疗 2～3 周，合并骨髓炎的感染，抗生素治疗至少 4 周。

（6）转诊：当糖尿病足病出现以下情况时，社区医务人员需要及时转诊至上级医疗机构相关专科医生；病情严重者，如患肢或患足皮肤颜色急剧变化、局部疼痛加剧并有红肿等炎症表现、新发生的溃疡、原有的浅表溃疡恶化并累及软组织（或）骨组织、播散性的蜂窝组织炎、全身感染征象和骨髓炎等。

6.4.5　中医中药治疗

本病属中医“筋疽”“脱疽”等范畴。

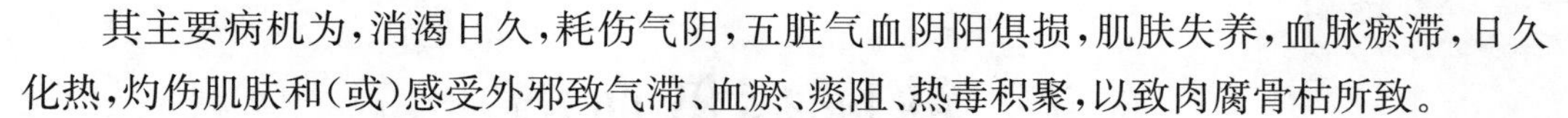

其主要病机为，消渴日久，耗伤气阴，五脏气血阴阳俱损，肌肤失养，血脉瘀滞，日久化热，灼伤肌肤和(或)感受外邪致气滞、血瘀、痰阻、热毒积聚，以致肉腐骨枯所致。

6.4.5.1 辨证论治

本病病程较长，病机复杂，本虚标实之证，以气血阴阳亏虚为本，以湿热、邪毒、络阻、血瘀为标。病位在血、脉、筋。

由于本病既有糖尿病和其他合并症的内科疾病的表现，又有足部病变的外科情况，强调整体辨证与局部辨证相结合，故临证辨治要分清标本，注意扶正与祛邪并重。有时全身表现与患足局部症状并不统一，要根据正邪轻重而有主次之分，或以祛邪为主，或以扶正为主。

内治：重在全身辨证。根据其病机演变和症状特征分为三个阶段。早期：气阴两虚，脉络闭阻；中期：湿热瘀毒，化腐成疽；晚期：若迁延日久，气血耗伤。正虚邪恋，伤口迁延难愈，则表现为虚实夹杂，以肝肾阴虚或脾肾阳虚夹痰瘀湿阻为主，阴损及阳，阴阳两虚，致肢端阴寒凝滞，血脉瘀阻而成。

外治：重在局部辨证。清创术：主要分为一次性清法和蚕食清法两种。

6.4.5.2 外敷药

(1) 九一丹：多为炎症坏死期，湿热毒盛，疮面糜烂，脓腔，秽臭难闻，肉腐筋烂，宜祛腐为主。

(2) 红油膏：多为肉芽增生期，正邪纷争，疮面分泌物少，异味轻，肉芽渐红，宜祛腐生肌为主。

(3) 生肌玉红膏：多为瘢痕长皮期，毒去正胜，疮面干净，肉芽嫩红，宜生肌长皮为主。

6.4.5.3 中成药

脉络宁注射液：用于血管闭塞性脉管炎、脑血栓及下肢深静脉血栓等。

6.4.5.4 推拿

(1) 阴虚火盛血瘀型：推脊柱上段夹脊穴，揉压曲池、肾俞、足三里。

(2) 气虚血瘀型：推脊柱中段夹脊穴，揉压百会、中脘、关元、气海、脾俞、肾俞、足三里。

(3) 阳虚血瘀型：推脊柱中、下段夹脊穴，脾俞、肾俞、命门、天枢、关元、足三里。

3型均用双下肢向心性推法，按压气冲穴。

6.4.5.5 中药浸泡熏洗

(1) 清化湿毒法：适用于脓水多而臭秽重、引流通畅者，药用土茯苓、马齿苋、苦参、明矾、黄连、蚤休等煎汤，待温浸泡患足。

(2) 温通经脉法：适用于阳虚络阻者，药用桂枝、细辛、红花、苍术、土茯苓、黄柏、百部、苦参、毛冬青、忍冬藤等煎汤，待温浸泡患足。

(3) 清热解毒、活血化瘀法：适用于局部红、肿、热、痛明显，热毒较甚者，药用大黄、毛冬青、枯矾、马勃、玄明粉等煎汤，待温浸泡患足。

中药浸泡熏洗时，应特别注意引流通畅和防止药液烫伤。

7 糖尿病低血糖

7.1 低血糖的诊断

(1) 非糖尿病患者,低血糖症的诊断标准为血糖<2.8 mmol/L。

(2) 接受药物治疗的糖尿病患者血糖水平≤3.9 mmol/L 就属低血糖范畴。

糖尿病患者常伴有自主神经功能障碍,影响机体对低血糖的反馈调节能力,增加了发生严重低血糖的风险。

可引起低血糖的降糖药物:胰岛素、磺脲类和非磺脲类胰岛素促泌剂等。其他种类的降糖药单独使用时一般不会导致低血糖,但如与上述药物合用也可增加低血糖的发生风险。

7.2 低血糖的临床表现

低血糖的临床表现与血糖水平以及血糖的下降速度有关,可表现为交感神经兴奋(如心悸、焦虑、出汗、饥饿感等)和中枢神经症状(如神志改变、认知障碍、抽搐和昏迷)。但是老年患者发生低血糖时常可表现为行为异常或其他非典型症状。夜间低血糖常因难以发现而得不到及时处理。有些患者屡发低血糖后,可表现为无先兆症状的低血糖昏迷。

7.3 低血糖的治疗

糖尿病患者应随身备用碳水化合物类食品,以便及时食用。糖尿病患者血糖≤3.9 mmol/L,即需要补充葡萄糖或含糖食物。如已出现低血糖昏迷则应静脉注射 50%葡萄糖注射液。及时调整治疗方案。

8 糖尿病急性并发症

常见急性并发症包括糖尿病酮症酸中毒(DKA)和高血糖高渗综合征(HHS)。常见的诱因有感染、停用或减用胰岛素、饮食失调、外伤、手术、麻醉、急性脑血管病、妊娠与分娩等。

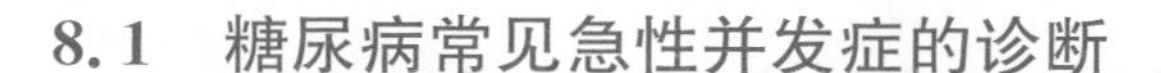

8.1　糖尿病常见急性并发症的诊断

“三多一少”症状加重，有恶心、厌食、酸中毒、脱水、休克、昏迷，尤其是呼吸有酮味（烂苹果味）、血压低而尿量多者，不论有无糖尿病病史，均应考虑本症的可能。如血糖升高、尿糖强阳性、尿酮体阳性即可确诊糖尿病酮症；如兼有血 pH、CO_2 - CP 下降及 BE 负值增大者即可诊断为 DKA。有上述症状，常见抽搐，血糖达到或超过 33. 3 mmol/L，有效血浆渗透压达到或超过 320 mOsm/L 可诊断 HHS。

8.2　治疗

DKA 和 HHS 的治疗原则：尽快补液以恢复血容量、纠正失水状态，降低血糖，纠正电解质及酸碱平衡失调，同时积极寻找和消除诱因，防治并发症，降低病死率。主要治疗方法包括：对单有酮症者，仅需补充液体和胰岛素治疗，持续到酮体消失。

8.2.1　补液

在治疗开始应快速补充生理盐水，补液速度应先快后慢，并根据血压、心率、小时尿量及周围循环状况决定输液量和输液速度。患者清醒后鼓励饮水。

8.2.2　胰岛素治疗

通常采用小剂量（短效）胰岛素［即 0. 1 U/（kg・h）］持续静脉滴注。根据血糖下降情况调整胰岛素用量。当 DKA 患者血糖达到 11. 1 mmol/L，此时静脉补液中应加入葡萄糖。此后需要调整胰岛素给药速度及葡萄糖浓度以维持血糖值在 8. 3～11. 1 mmol/L。

8.2.2.1　纠正酸碱平衡失调

DKA 中等度以下的酸中毒不必补碱。严重的酸中毒可抑制呼吸中枢，降低胰岛素的敏感性，血 pH＜6. 9，应适当补碱。但补碱过多、速度过快可使组织缺氧加重、血钾下降和反跳性碱中毒等，应予注意。HHS 一般不必补碱。

8.2.2.2　纠正电解质紊乱

在开始胰岛素及补液疗后，患者的尿量正常、血钾＜5. 2 mmol/L，即可静脉补钾。治疗前已有低钾血症，尿量＞40 ml/h 时，在胰岛素及补液治疗同时必须补钾。严重低钾血症（＜3. 3 mmol/L）可危及生命，此时应立即补钾，当血钾升至 3. 5 mmol/L 时，再开始胰岛素治疗，以免发生心律失常、心脏骤停和呼吸肌麻痹。部分稀释后静脉输入、部分口服。治疗过程中定时监测血钾、心电图和尿量，调整补钾量和速度。病情恢复后仍应继续口服钾盐数日。

8.2.2.3　去除诱因和治疗并发症

如休克、感染、心力衰竭和心律失常、脑水肿和肾衰竭等。

8.3　预防

保持良好的血糖控制，预防和及时治疗感染及其他诱因，加强糖尿病教育，增强糖尿病患者和家属对 DKA 和 HHS 的认识，是预防的主要措施，并有利于本病的早期诊断和治疗。

9　2 型糖尿病心脑血管病防治

临床研究证据表明，对于年龄较大、病程较长和已经发生过心血管疾病的 2 型糖尿病患者，无论是采用单独的降压、调脂或阿司匹林治疗，还是上述手段的联合治疗，均能降低 2 型糖尿病患者发生或再次发生心血管疾病和死亡的风险。2 型糖尿病患者综合降压、调脂、抗凝筛查和治疗流程见图 8－3。

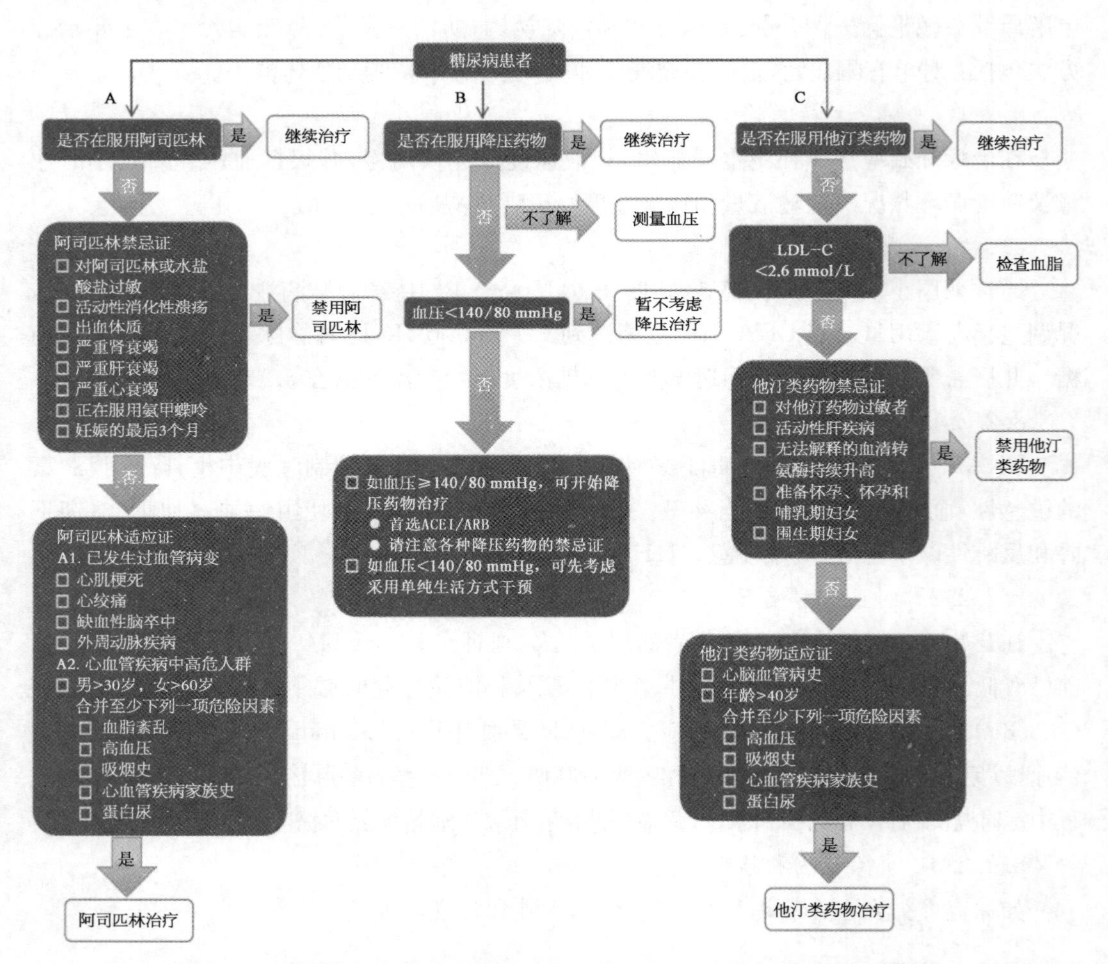

图 8－3　2 型糖尿病降压、调脂、抗血小板标准治疗的筛查和临床决策路径
［《中国 2 型糖尿病防治指南》(2013 版)］

注：降压、调脂和抗血小板西医治疗过程中均可同时配合中医中药治疗；A1 二级预防；A2 一级预防；1 mmHg＝0.133 kPa；ACEI 血管紧张素转换酶抑制剂；ARB 血管紧张素Ⅱ受体拮抗剂；LDL－C 低密度脂蛋白胆固醇。

9.1　降压治疗

糖尿病患者中高血压的诊断标准与其他人群相同。糖尿病合并高血压的患者收缩压控制目标应该<140 mmHg，舒张压应控制在<80 mmHg。部分患者，如年轻无并发症的患者可将收缩压控制在<130 mmHg。糖尿病患者就诊时应常规测量血压以早期发现新的高血压患者和评价已诊断高血压患者的血压控制情况。我国糖尿病患者中高血压的知晓率、治疗率和控制率均处于较低水平，提高这“三率”是防治糖尿病高血压的主要任务。

生活方式的干预是控制高血压的重要手段，主要包括健康教育、合理饮食、规律运动、戒烟限盐、控制体重、限制饮酒、心理平衡等。

对糖尿病患者血压增高的初始干预方案应视血压水平而定。糖尿病患者的血压水平如果超过 120/80 mmHg 即应开始生活方式的干预以降低血压和预防高血压的发生。血压≥140/80 mmHg 者可考虑开始降压治疗。糖尿病患者收缩压≥160 mmHg 时必须启动降压治疗。

降压药物选择时应综合考虑疗效、心肾保护作用、安全性和依从性以及对代谢的影响等因素。降压治疗的获益主要与血压控制本身相关。供选择的药物主要有血管紧张素转换酶抑制剂（ACEI）、血管紧张素Ⅱ受体抑制剂（ARB）、钙拮抗剂、利尿剂、β 受体阻滞剂等，其中 ACEI 或 ARB 为首选药物。为达到降压目标，通常需要多种降压药物联合应用。联合用药推荐以 ACEI 或 ARB 为基础的降压药物治疗方案，可以联合使用钙拮抗剂、吲哒帕胺类药物、小剂量噻嗪类利尿剂或小剂量选择性 β 受体阻滞剂。

9.2　调脂治疗

9.2.1　西医治疗

糖尿病患者每年应至少检查 1 次血脂，包括 LDL－C、总胆固醇、三酰甘油及 HDL－C。接受调脂药物治疗者，根据评估疗效的需要可增加检测次数。

糖尿病患者保持健康的生活方式是维持健康的血脂水平和控制血脂紊乱的重要措施，主要包括减少饱和脂肪、反式脂肪和胆固醇的摄取；增加 ω－3 脂肪酸、黏性纤维、植物固醇/甾醇的摄入；减轻体重（如有指征）；增加体力活动。

在进行调脂药物治疗时，应将降低 LDL－C 作为首要的目标。

所有下列糖尿病患者，无论基线血脂水平如何，应在生活方式干预的基础上使用他汀类药物。

（1）有明确的心血管疾病，LDL－C 的控制目标是<1.8 mmol/L。

（2）无心血管疾病，但年龄超过 40 岁并有 1 个或多个心血管疾病危险因素者（早发性心血管疾病家族史、吸烟、高血压、血脂紊乱或蛋白尿），LDL－C 的控制目标是 LDL－C<2.6 mmol/L。

（3）对低风险患者（如无明确心血管疾病且年龄在 40 岁以下），如果患者 LDL－C>

2.6 mmol/L 或具有多个心血管疾病危险因素，在生活方式干预的基础上，应考虑使用他汀类药物治疗。LDL－C 的控制目标是＜2.6 mmol/L。

如果最大耐受剂量的他汀类药物未达到上述治疗目标或 LDL－C 水平稍高于 2.6 mmol/L 而具有他汀类药物适应证的患者，采用他汀类药物将 LDL－C 从基线降低 30%～40%也可带来明显的心血管保护作用。

对高三酰甘油血症，如果生活方式干预还不能有效控制，则可使用降低三酰甘油的药物（贝特类、烟酸或鱼油），血清三酰甘油超过 5.7 mmol/L 要积极治疗，以减少发生急性胰腺炎的风险。

对于无法达到降脂目标，或对他汀类或贝特类药物无法耐受时，可考虑使用其他种类的调脂药物（如胆固醇吸收抑制剂、胆酸螯合剂、普罗布考和多廿烷醇等）。

妊娠期间禁用他汀类药物治疗。

9.2.2 中医药治疗

辨证论治：本病为本虚标实之证，本虚以脾肾不足为主；标实以痰湿、瘀血多见。虚实错杂是其证候特征。辨证当分清虚实标本，治疗以扶正固本、化痰祛瘀为总则。扶正固本重在脾肾，以恢复其气化功能为宗旨；化痰祛瘀则要重视邪有去路。常见证型有气虚血瘀证、气滞痰凝证、脾虚湿困证、湿热内蕴证等。治宜：益气活血，理气化痰，健脾化湿，清热利湿。

常用中成药如下。

（1）荷丹片：用于高脂血症属痰浊夹瘀证候者。

（2）月见草油胶丸：用于防治动脉硬化、降低血脂等。

（3）绞股蓝总苷片：用于高脂血症，见于心悸气短、胸闷肢麻等心脾气虚、痰阻血瘀者。

（4）血脂康胶囊：用于脾虚痰瘀阻滞证，尤其是高胆固醇血症。

9.3 抗血小板治疗

糖尿病患者的高凝血状态是发生大血管病变的重要原因，建议长期接受抗血小板治疗，推荐用法为：

（1）有心血管疾病史的糖尿病患者应常规使用阿司匹林。

（2）2 型糖尿病患者应使用阿司匹林作为心血管疾病的一级预防措施。

具有高危心血管风险（10 年心血管风险＞10%）者：包括大部分＞50 岁的男性或＞60 岁的女性合并一项危险因素者（即心血管疾病家族史、高血压、吸烟、血脂紊乱或蛋白尿）。上述人群中无明显出血风险（既往有消化道出血病史、胃溃疡或近期服用增加出血风险的药物，如非甾体类抗炎药或华法林）者可服用小剂量（每日 75～150 mg）阿司匹林作为一级预防。

在具有中度心血管风险，如有 1 个或多个心血管病危险因素的中青年（即男性＜50 岁或女性＜60 岁）患者，或无心血管病危险因素的年龄较大的患者（即男性＞50 岁或女性＞60 岁，或 10 年心血管风险为 5%～10%的患者）：应根据临床判断决定是否使用阿司匹林进行一级预防。

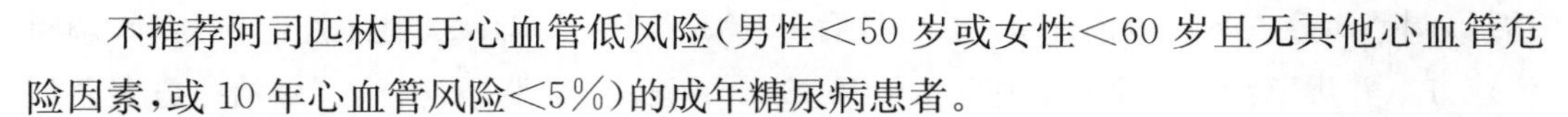

不推荐阿司匹林用于心血管低风险(男性<50岁或女性<60岁且无其他心血管危险因素,或10年心血管风险<5%)的成年糖尿病患者。

(3) 不推荐在21岁以下人群中应用阿司匹林。

(4) 对于已有心血管疾病且对阿司匹林过敏的糖尿病患者,可考虑使用氯吡格雷(每日75 mg)作为替代治疗。

(5) 对于发生急性冠状动脉综合征的糖尿病患者可使用阿司匹林+氯吡格雷联合治疗1年。

(6) 其他抗血小板药物可作为替代治疗药物用于以下几类患者:如阿司匹林过敏、有出血倾向、接受抗凝治疗、近期胃肠道出血以及不能应用阿司匹林的活动性肝病患者。

氯吡格雷已被证实能降低糖尿病患者心血管事件的发生率。可作为急性冠状动脉综合征发生后第1年的辅助治疗,对于阿司匹林不能耐受的患者,也可考虑氯吡格雷作为替代治疗。

脑卒中是我国2型糖尿病患者最常见的心脑血管疾病,与欧洲人相比,亚洲人血压与卒中之间的相关性更明显。糖尿病患者脑卒中的病死率、病残率、复发率较高,病情恢复慢,因此对糖尿病患者要高度重视脑血管疾病的防治。

10　糖尿病患者的双向转诊

10.1　转诊目的

糖尿病患者适时地实施双向转诊的目的是为了确保患者得到安全和有效的治疗,最大限度地发挥基层医疗卫生机构和专科医疗机构各自的优势。

10.2　转诊对象

10.2.1　转往上级医院

(1) 初次发现血糖异常,病因和分型不明确者。

(2) 儿童和年轻人(年龄<25岁)糖尿病患者。

(3) 妊娠和哺乳期妇女血糖异常者。

(4) 糖尿病急性并发症:随机血糖≥16.7 mmol/L伴或不伴有意识障碍(确诊的糖尿病酮症;疑似为糖尿病酮症酸中毒、高血糖高渗综合征或乳酸性酸中毒)。

(5) 反复发生低血糖或发生过1次严重低血糖。

(6) 血糖、血压和(或)血脂不达标者:① 血糖(FPG、餐后2 h血糖或HbA1c)控制不达标，调整治疗方案规范治疗 3～6 个月后 HbA1c＞8.0％者；② 血压控制不达标，调整治疗方案并规范治疗 3 个月后血压＞140/80 mmHg；③ 血脂不达标，调整治疗方案并规范治疗 6 个月后 LDL－C＞2.6 mmoL/L。

(7) 糖尿病慢性并发症(视网膜病变、肾病、神经病变、糖尿病足或周围血管病变)的筛查、治疗方案的制定和疗效评估在社区处理有困难者。

(8) 糖尿病慢性并发症导致严重靶器官损害需要紧急救治者(急性心脑血管病、糖尿病肾病导致的肾功能不全、糖尿病视网膜病变导致的严重视力下降、糖尿病外周血管病变导致的间歇性跛行和缺血性症状、糖尿病足等)。

(9) 血糖波动较大，基层处理困难或需要制定胰岛素控制方案者。

(10) 出现严重降糖药物不良反应难以处理者。

(11) 中医辨证、治疗困难或疗效欠佳者。

10.2.2　转往基层医疗卫生机构

(1) 初次发现血糖异常者，已明确诊断和确定治疗方案。

(2) 糖尿病急性并发症治疗后病情稳定。

(3) 糖尿病慢性并发症已确诊，并制定了治疗方案和疗效评估方案。

(4)经调整治疗方案，血糖、血压和血脂控制达标者：① 血糖达标：HbA1c＜7.0％；FPG＜7.0 mmol/L；餐后 2 h 血糖＜10.0 mmoL/L；② 血压达标：＜140/80 mmHg；③ 血脂达标：LDL－C＜2.6 mmol/L，或他汀类药物已达到最大剂量或最大耐受剂量。

基层医疗卫生机构与上级医院双向转诊模式见图 8－4。

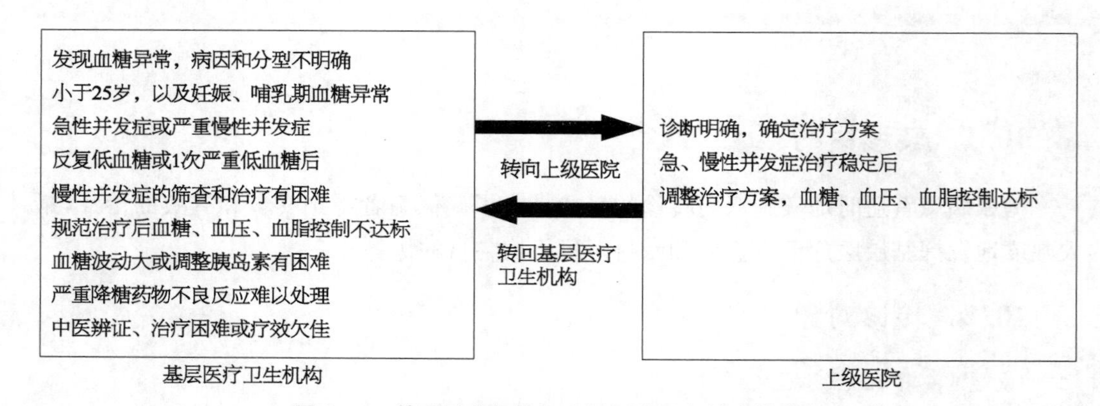

图 8－4　基层医疗机构与上级医院双向转诊模式图

10.3　转诊流程

10.3.1　有糖尿病急性并发症或急性靶器官损害者(图 8－5)

基层医疗卫生机构全科医生接诊后：

(1) 迅速评估病情，同时呼叫急救车，给予紧急处理：如给氧、建立静脉通路、对症用药，与家属沟通并填写病情记录及转诊单，由家属、全科医生和(或)护士及急救人员共同

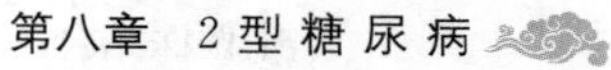

将患者转送至上级医院。评估及救治情况详细记录于健康档案接诊记录中。

(2) 2周内随诊患者病情,记录在健康档案接诊记录中。

(3) 病情稳定后,患者持上级医院治疗方案转回基层医疗卫生机构,全科医生继续随诊管理,必要时与专科医生联系。

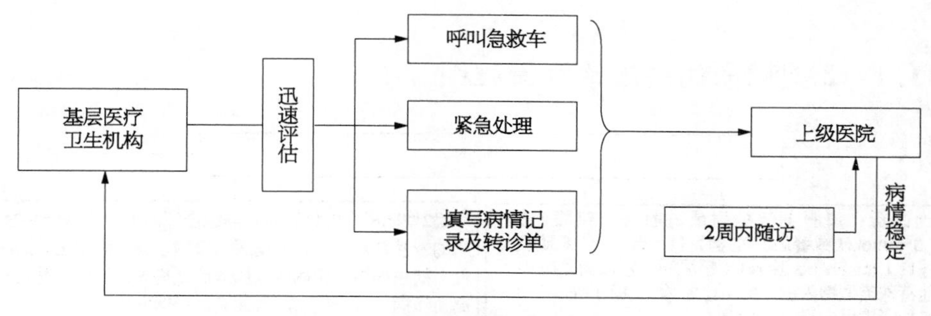

图8-5 糖尿病急症转诊流程图

10.3.2 无急性并发症和急性靶器官损害

全科医生接诊后初步评估病情,填写转诊单及病情记录,向患者或家属交代转诊事宜,患者到上级医院就诊后2周内了解患者转诊情况,明确诊断及治疗方案后转回基层医疗卫生机构继续随诊管理。

对存在认知障碍或行动困难者,向患者及家属交代转诊事宜,在家属的陪护下转往上级医院。

参考文献

[1] 中华医学会糖尿病学分会.中国2型糖尿病防治指南(2013版)[M].北京:北京大学医学出版社,2014.

[2] 中华医学会糖尿病学分会.中国2型糖尿病防治指南(基层版)[J].中华全科医师杂志,2013,8.

[3] 中药新药临床研究指导原则[M].北京:中国医药科技出版社,2002.

[4] 中华中医药学会.糖尿病中医防治指南[J].中国中医药现代远程教育,2011,9(4).

[5] 中华医学会糖尿病学分会.中国血糖监测临床应用指南[J].中华糖尿病杂志,2011,3:13-21.

[6] 中华医学会糖尿病学分会,中国医师协会营养医师专业委员会.中国糖尿病医学营养治疗指南[M].北京:人民军医出版社,2010.

[7] 中华人民共和国国家卫生和计划生育委员会.成人糖尿病患者膳食指导[M].北京:中国标准出版社,2013.

[8] 中华医学会糖尿病分会.新诊断2型糖尿病患者短期胰岛素强化治疗专家共识[J].中华医学杂志,2013,93:1524-1526.

[9] 刘兴振,邹大进.胃肠减重手术围手术期管理要点[J].中国实用内科杂志,2012,32:754-756.

[10] 国家基本药物目录(2009版).

[11] 上海市基层医疗卫生机构增补药物目录(2010版).

11 附

11.1 2型糖尿病基层诊疗流程图

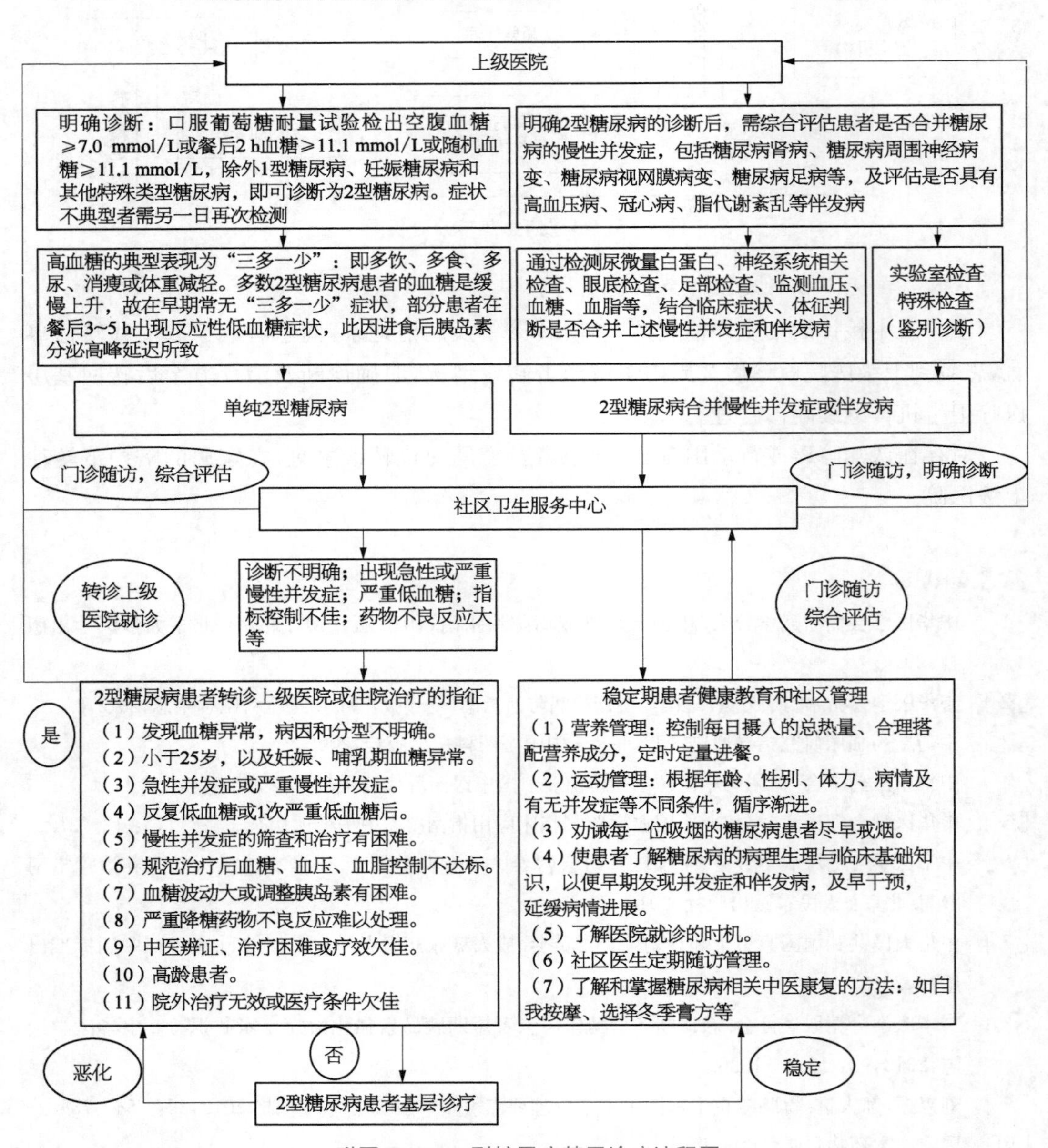

附图 8－1　2 型糖尿病基层诊疗流程图

11.2　2 型糖尿病无并发症社区中医诊治流程图

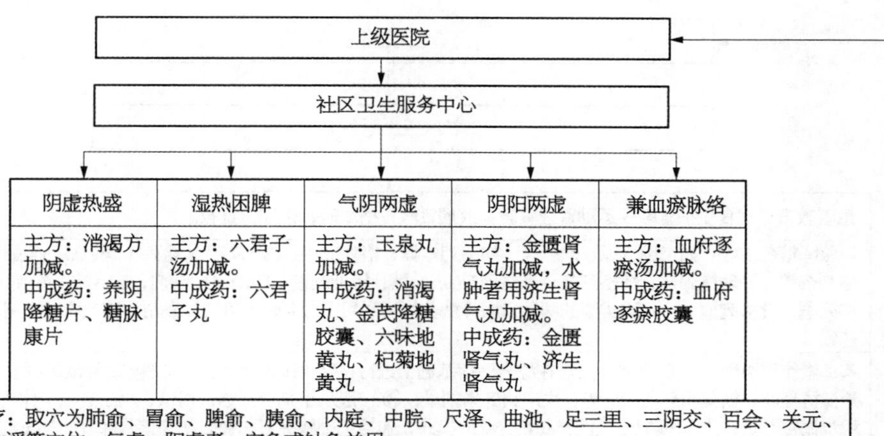

针灸治疗：取穴为肺俞、胃俞、脾俞、胰俞、内庭、中脘、尺泽、曲池、足三里、三阴交、百会、关元、肾俞、太溪等穴位，气虚、阳虚者，宜灸或针灸并用。
针刺疗程：每次留针30 min，每隔10 min行针1次，隔日针刺1次，10次为1个疗程。
灸法疗程：每穴灸10 min，隔日艾条1次，10次为1个疗程

耳穴疗法：常用穴：内分泌、肾上腺、胰、内分泌、肾上腺、缘中、三焦、肾、神门、心、肝。一般采用王不留行籽或小磁珠贴压。常规消毒后用胶布将王不留行籽固定于耳穴上，每日按5~7遍，每次每穴按压15~20次。按压强度以患者耐受为度，效果以患者自觉耳部发热为佳。每次贴压单侧耳穴，每日3次，两侧交替使用。换贴10次为1个疗程，一般治疗3~5个疗程

按摩治疗：肥胖或超重DM患者可腹部按摩中脘、水分、气海、关元、天枢、水道等。点穴减肥常取合谷、内关、足三里、三阴交。也可推拿面颈部、胸背部、臀部、四肢等部位以摩、揿、揉、按、捏、拿、合、分、轻拍等手法

中医膏方：从冬至日起开始服用，或至立春前结束，以冬季三九天最佳，也可于糖尿病稳定期任何季节

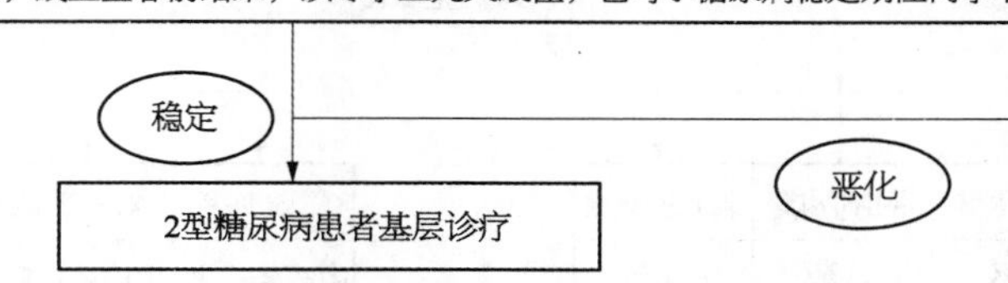

附图 8－2　2 型糖尿病无并发症社区中医诊治流程图

注：相关内容也可在糖尿病慢性并发症时辨证选用。

11.3　2型糖尿病急、慢性并发症基层诊疗流程图

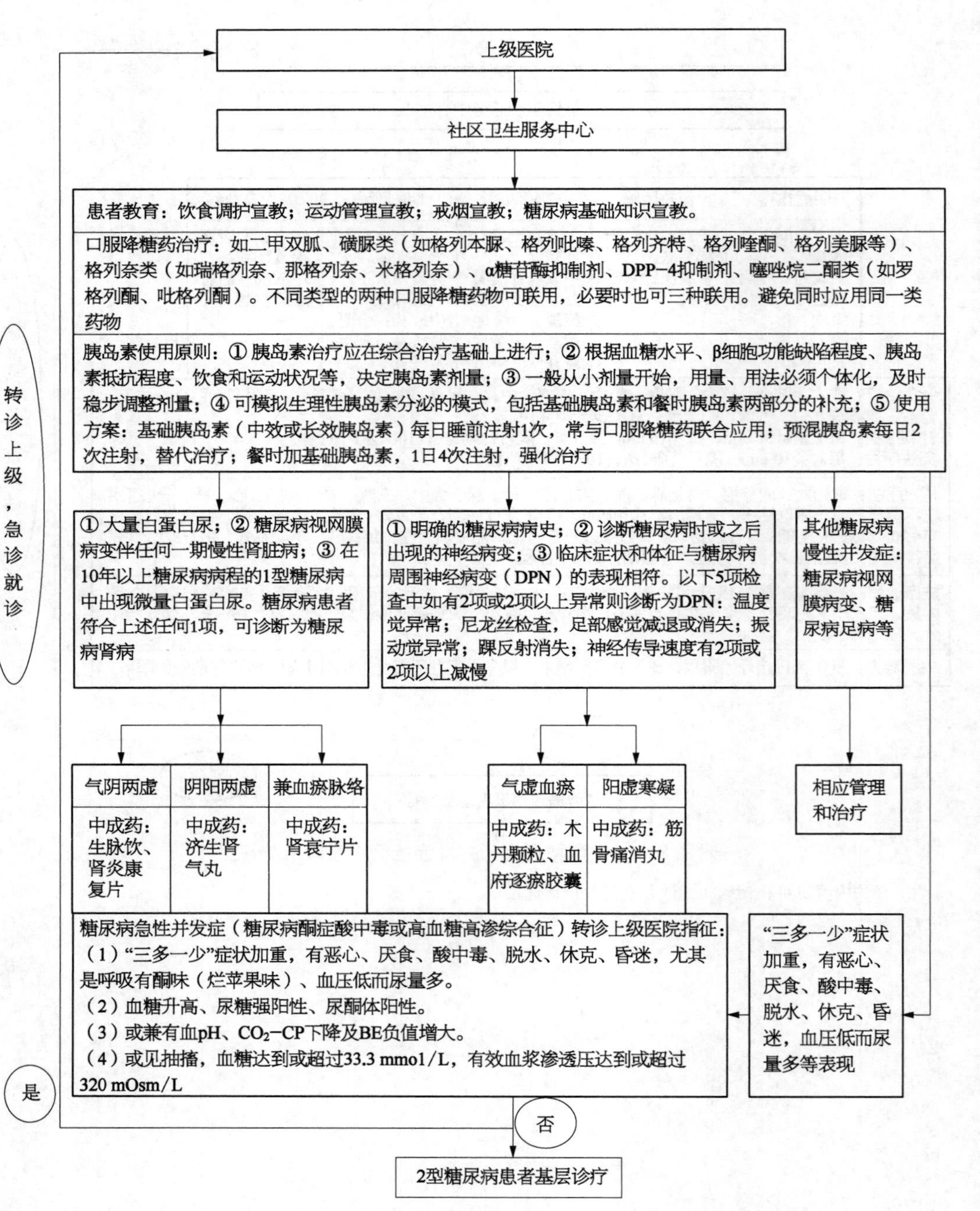

附图8-3　2型糖尿病急、慢性并发症基层诊疗流程图

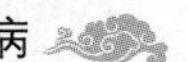

11.4　糖尿病标准化诊疗管理手册

附表 8－1　糖尿病标准化诊疗管理手册

姓名		性别		出生日期		婚姻		学历		职业	
电话		地址				邮箱		医疗费用承担方式			
门诊号		住院号			初诊日期			诊断日期			
病史											

治疗	药物	药物	药物	方案/日期	方案/日期	方案/日期	方案/日期	方案/日期	备注
降糖治疗									
降压治疗									
调脂治疗									
阿司匹林									
其他治疗									

注：填写药物名称、剂量；不必治疗者填写“不需要”。

附表 8－2　初诊及随访记录

项目(单位)	频　率	目 标 值	初 诊	4周	8周	12周	备 注
饮食	就诊时 至少 1 次/季度	控制总热量，低升糖指数、高纤维、低脂、低盐					
运动(min/周)	就诊时	主动有氧运动＞150					
身高(cm)	首次就诊	/					
体重(kg)	1 次/季度	身高－105					
腰围(cm)	1 次/季度	男＜85，女＜80					
BMI(kg/m^2)	每年 1 次	18～24					
糖化血红蛋白(%)	每季度 1 次	＜7					
空腹血糖(mmol/L)	就诊时或 自我血糖监测	4.4～7.0					
餐后 2 h 血糖(mmol/L)	就诊时或 自我血糖监测	＜10.0					
血压(mmHg)	就诊时或 每季度 1 次	＜140/80					

续 表

项目(单位)	频 率	目 标 值	初 诊	4周	8周	12周	备 注
血脂(mmol/L)	至少每年1次	HDL-C 男性>1.0 女性>1.3 TG<1.7 LDL-C 无冠心病<2.6 合并冠心病<1.8					
尿白蛋白/肌酐[mg/mmol(mg/g)]	至少每年1次	男性<2.5(22.0) 女性<3.5(31.0)					
眼病筛查	至少每年1次						
足病筛查	至少每年1次						

附表 8-3 西医诊断

急性并发症	低血糖发生频率：有□ 无□ 酮症酸中毒发生频率：有□ 无□	
慢性并发症	肾病：有□ 无□ 眼底病变：有□ 无□ 脑血管病史：有□ 无□ 外周血管病变：有□ 无□	周围神经病变：有□ 无□ 糖尿病足：有□ 无□ 心血管病史：有□ 无□ 其他
伴发疾病	1. 2.	

附表 8-4 中医证候列表及辨证分型

项 目	初 诊	4周	8周	12周
中医证候				
舌象				
脉象				

□阴虚热盛证 □湿热困脾证 □气阴两虚证 □阴阳两虚证 □血瘀脉络证 □其他(具体)

医生：

日期：

第九章

复发性尿路感染

编写小组

组　员　（以姓氏笔画为序）

王　怡　邓跃毅　何立群　汪年松　张妍宇　陈　敏　郭志勇

彭　煜　蒋更如　程　芳

尿路感染(urinary tract infections, UTIs)是给社会带来沉重医疗负担的常见病之一,我国至今还没有关于不同类型的UTIs的发病率以及对生活质量影响的资料,也缺乏关于UTIs对经济和社会影响的报告。

尿路感染是仅次于呼吸道及消化道的感染性疾病,可发生在从婴儿到老年的各个年龄段,女性尿路感染的发病率远远高于男性,国内普查统计男女之比达1∶10。普通人群尿路感染的发生率为0.91%,女性人群的发生率为2.05%,有40%~50%的妇女一生中有过尿路感染的病史。未婚女青年尿路感染发病率1.2%,已婚女性由于月经周期、性生活、妊娠等因素,发病率增至5%,60岁以上女性发病率高达10%~12%,50岁以后的男性因前列腺肥大等因素其发病率与女性相近,约为7%。我国尿路感染约占院内感染的20.8%~31.7%。

尿路感染又称泌尿系统感染,是肾脏、输尿管、膀胱和尿道等泌尿系统各个部位感染的总称,可分为以下几类。

(1) 尿路感染:尿路上皮对细菌侵入的炎症反应,通常伴随有细菌尿和脓尿。

(2) 细菌尿:正常尿液是无菌的,如尿中有细菌出现,称为细菌尿。细菌尿定义本身包括了污染。因此,应该用“有意义的细菌尿”来表示尿路感染。

(3) 无症状菌尿:患者无尿路感染症状,但中段尿培养连续2次(同一菌株),尿细菌数>10^5菌落形成单位(colony-forming units, CFU)/ml。

(4) 脓尿:尿中存在白细胞(WBCs),通常表示感染和尿路上皮对细菌入侵的炎症应答。国内通常使用脓细胞(炎症时白细胞发生变异或已残缺,其外形变得不规则,结构不清,称为脓细胞)来定义,实际上尿标本室温久置后,因pH值、渗透压等改变,白细胞也可产生退行性变,难与脓细胞区别,所以白细胞和脓细胞在尿中出现其临床意义相同。

尿路感染按感染部位可分为上尿路感染和下尿路感染。

依据两次感染之间的关系可以分为孤立或散发感染(isolated or sporadic infection)和复发性感染(recurrent infection),复发性感染可以进一步分为再感染(reinfection)和细菌持续存在(bacterial persistence):再感染指外界细菌再次侵入泌尿系统引起的新的感染;细菌持续存在指复发性感染由存在于泌尿系统中的同一细菌(如泌尿系结石或前列腺疾病)再次发作产生,也称为复发(relapse)。

由于泌尿系统和男性生殖系统在解剖上是相通的管道系统,发生感染时临床上常难以明确区分。按感染发生时的尿路状态分类的方法对临床治疗的指导价值更大。可分为以下几类。

(1) 单纯性尿路感染(单纯下尿路感染和单纯上尿路感染)。

(2) 复杂性尿路感染。

(3) 尿脓毒血症。

(4) 男性生殖系统感染:前列腺炎、附睾炎、睾丸炎、精囊炎等。

以上(2)、(3)、(4)项均不包括在本指南中。

尿路感染的主要症状如尿频、尿急、尿痛等在中医归属于淋证范畴,中医淋证是指小便频数短涩,淋沥刺痛,小腹拘急为主症的病证。《金匮要略·消渴小便不利淋病》中对本病的症状作了描述:“淋之为病,小便如粟状,小腹弦急,痛引脐中。”

1 复发性尿路感染的病因和病理机制

1.1 致病菌与发病机制

尿路感染最常见的细菌为大肠埃希菌，为革兰阴性杆菌。大肠埃希菌具有O、H、K三种抗原，具有大量K抗原的大肠埃希菌容易引起肾盂肾炎。单纯性尿路感染的病原菌主要为大肠埃希菌（70%～95%）、腐生葡萄球菌（5%～19%），偶见奇异变形杆菌、肺炎克雷伯菌属、肠杆菌属、枸橼酸菌属及肠球菌属等。急性单纯性肾盂肾炎的病原菌中也以大肠埃希菌为主，占80%以上，其他为奇异变形杆菌、肺炎克雷伯菌和腐生葡萄球菌等。再发性尿路感染的病原菌可为上述任何一种。妊娠期无症状菌尿的常见病原菌为需氧革兰阴性杆菌和溶血葡萄球菌。此外，在有尿路感染症状的患者中，10%～15%用常规方法不能从尿中分离出病原菌。

对上海地区社区尿路感染的病原菌调查研究发现，革兰阴性杆菌在社区尿路感染病原菌中最常见，检出率为82.5%，其中大肠埃希菌仍是最主要的革兰阴性杆菌，占总菌株的68.0%，其次为肺炎克雷伯菌属、变形杆菌属；革兰阳性球菌的检出率为14.7%，其中粪肠球菌占总菌株的6.5%；真菌的检出率为2.8%。

在年轻女性，单纯性尿路感染最重要的危险因素是性生活活跃或近期有性生活，这是一个独立的危险因素。此外，杀精子膜的使用、无症状菌尿、反复发作的尿路感染病史、首次尿路感染的年龄偏低（<15岁）以及有尿路感染的家族史（直系女性亲属）等也是潜在的危险因素。有多项研究表明，雌激素水平降低是绝经后女性尿路感染的危险因素。其他潜在的危险因素包括应用避孕药进行节育、性生活后未及时排尿、穿紧身内裤、排便后的不良卫生习惯，使用盆浴以及非分泌型体质等。对再发性尿路感染，前瞻性研究显示性生活与其并没有必然的联系，而主要取决于年轻时是否发生过尿路感染。

微生物通过尿道上行是最常见的导致尿路感染的途径，尤其是肠道来源的微生物（大肠杆菌和其他肠杆菌）。这也就是为什么女性UTI的发病率远高于男性，膀胱留置导管或器械操作后UTI的发病率会明显上升的原因。

1.2 细菌耐药性

由于抗菌药物应用的不规范，细菌的耐药性逐渐增强。国内资料显示大肠埃希菌临床分离株对氟喹诺酮类、庆大霉素和哌拉西林的耐药率近50%或以上，对阿莫西林/克拉维酸和复方磺胺甲噁唑的耐药率分别为31%和71%。国外报道有50.1%和22.1%的革兰阴性杆菌对氨苄西林和复方磺胺甲噁唑耐药，而对左氧氟沙星和环丙沙星的敏感性较高，达到91.9%。在社区脊髓损伤截瘫患者中，大约24%对左氧氟沙星耐药，对氟喹诺酮类药物耐药的革兰阴性杆菌在长期应用抗菌药物的患者中较为普遍，但在非尿失禁的患者中相对较少，在尿失禁患者中使用间歇导尿的患者也相对较少。革兰阳性球菌对万古霉素和呋喃妥因有很高的敏感性。复杂的尿路感染致病菌更容易产生耐药现象。

1.3 机体的防御功能和免疫反应

机体的第一个防御机制是正常的阴道菌群，特别是乳酸杆菌。其通过以下机制抵抗尿路感染：① 维持酸性的阴道环境，减少大肠杆菌的寄居；② 干扰尿路病原体的黏附；③ 通过产生过氧化氢，与阴道的过氧化氢酶和卤化物相互作用而杀死大肠杆菌；④ 也可能通过产生其他未知的抗微生物物质起作用。

细菌进入膀胱后并不都会致病。一般来说，正常人群的膀胱能够在2～3日内将侵入的细菌清除。机体对细菌入侵尿路有一系列防卫机制：① 尿液的冲洗作用。通过排尿将细菌从膀胱里清除可能是最有效的途径，排尿可以清除大约99%的侵入尿路的细菌。② 膀胱的天然黏膜防御机制。尿道上皮细胞可产生杀菌分子。如正常膀胱壁的酸性糖胺聚糖是一种非特异性抗黏附因子，可阻止细菌的局部黏附。有尿感倾向者比正常人这些因子明显减少。③ 尿液及其成分的抗菌活性：尿液的低pH值、含高浓度尿素和有机酸，尿液呈低张或高张等，均不利于细菌的生长。④ 如果致病菌仍不能清除，则膀胱黏膜可分泌抗体，以对抗细菌的生长。⑤ 男性前列腺液具有抗革兰氏阴性肠道细菌的作用。⑥ 尿道括约肌的天然屏障作用。

在尿路感染尤其是肾盂肾炎的发病过程中，常有局部或全身免疫反应参与，包括体液免疫、细胞免疫和自身免疫反应。对于尿路感染病程中的免疫反应的关注集中在两方面：① 获得性免疫对尿路感染的预后和可能影响。理论上，这些免疫反应可以是保护性的，起着从尿道清除细菌的作用；但这些免疫反应也可能起相反作用，促进感染的形成和肾损害的发展；② 细菌感染通过某种方式引起肾组织的自身免疫反应，导致感染虽清除，但肾损害可能持续存在。目前研究提示在肾盂肾炎时确有细胞免疫和体液免疫发生，但其确切的规律尚有待进一步明确。

1.4 复发性尿路感染的中医病因病机

《金匮要略·五脏风寒积聚病》指出淋证的病机为“热在下焦”。《丹溪心法·淋》亦认为“淋有五，皆属乎热”。《诸病源候论·淋病诸侯》提出“诸淋者，由肾虚而膀胱热故也”。后世医家认为本病多由于热积膀胱，但亦有由于气郁及肾虚而发。在《景岳全书·淋浊》中指出淋不能独与“热毒”有关，还和肾气虚弱有关，“淋之初病则无不由乎热剧，无容辨矣……又有淋久不止，及痛涩皆去，而膏液不已，淋如白浊者，此惟中气下陷及命门不固之证也”。《证治要诀·淋闭》篇说：“气淋，气郁所致。”根据历代医家论述，结合近代认识，兹归纳为以下几方面。

1.4.1　膀胱湿热

多食辛热肥甘之品，或嗜酒太过，酿成湿热，下注膀胱；或下阴不洁，秽浊之邪侵入膀胱，酿成湿热，发而为淋。

1.4.2　脾肾亏虚

久淋不愈，湿热耗伤正气，或年老，久病体弱，以及劳累过度，房事不节，均可致脾肾亏虚。脾虚则中气下陷，肾虚则下元不固，因而小便淋沥不已。

1.4.3　肝郁气滞

恼怒伤肝，气滞不宣，气郁化火，或气火郁于下焦，影响膀胱气化，则少腹作胀，小便艰涩而痛，余沥不尽，而发为淋。

综上所述，可见淋证病在膀胱和肾，且与肝脾相关。其病机主要是湿热蕴结下焦，导致膀胱气化不利。若病延日久，热郁伤阴，湿遏阳气，或阴伤及气，可导致脾肾两虚，膀胱气化无权，则病证从实转虚，而见虚实夹杂。

2　诊　断

尿路感染是泌尿系统的感染性炎症。按解剖部位分为下尿路感染（膀胱炎、尿道炎）和上尿路感染（肾盂肾炎、肾间质和肾周脓肿）。下尿路感染一般认为是表浅的感染（黏膜感染），肾盂肾炎以及肾脏的化脓被认为是深部组织的感染。应当根据病证结合的原则，通过对每一名患者的症状、体检、实验室检查等综合判断，作出复发性尿路感染的疾病诊断，在此基础上再根据局部和全身症状、舌苔脉象进行基本的中医辨证。

2.1　疾病诊断

反复发作性尿路感染诊断标准：临床表现为尿频、尿急、尿痛、排尿困难、耻骨上胀满或疼痛、腰骶部酸痛等，可伴有肉眼血尿。尿常规检查常有脓尿和/或血尿。镜检细菌≥5/HP或清洁中段尿定量细菌培养≥10^3 CFU/ml。

尿路感染每年发作≥3次或6月内发作≥2次。包括复发和再感染两种。复发的病原菌与前次相同，通常发生于治疗结束后2～6周内，多见于肾盂肾炎患者。再感染的病原菌与前次不同，通常发生于治疗结束2～6周以后，多见于膀胱炎患者。

病原菌以大肠杆菌占绝对优势，约70%～95%，腐生葡萄球菌约5%～10%，偶尔可有其他肠杆菌，如变形杆菌和克雷伯菌等。非细菌性病原微生物约占20%，如有生殖道的病变或阴道分泌物增多，应排除衣原体、淋球菌、滴虫、真菌和单纯疱疹病毒感染的可能。

2.2 实验室检查

2.2.1 尿常规检查

尿常规包括尿液理学检查、尿生化检查和尿沉渣检查。不同单位使用的检查方法不同，化验单上有说明，应用最普遍的是尿液的干化学分析仪检查和尿沉渣人工镜检。

(1) 尿液的理学检查：尿液外观浑浊对诊断症状性菌尿的敏感性为90.4%，特异性为66.4%。

(2) 尿生化检查：半自动或全自动的尿干化学分析仪，使用多联试剂带可同时测定多个项目。

尿液生化检查包含有8～11项检查，其中与尿路感染相关的常用指标包括：① 亚硝酸盐(nitrite，NIT)：正常为阴性。阳性见于大肠埃希菌等革兰阴性杆菌引起的尿路感染，尿液中细菌数>10^5/ml时多数呈阳性反应，阳性反应程度与尿液中细菌数成正比。应注意如尿中有大量淋巴细胞时该结果为阴性。② 白细胞酯酶(leukocyte esterase，LEU)：正常值为阴性，尿路感染时为阳性。③ 尿蛋白：正常定性为阴性，定量<150 mg/24 h。尿路感染时可有蛋白尿，通常<1 g/24 h。

(3) 尿沉渣检查：常用方法有尿沉渣显微镜检和尿有形成分分析仪检查。

尿沉渣显微镜检：离心尿沉渣中WBC数1～2个/HP表示，非离心尿中WBC数为10个/mm^3。配合革兰染色可以作为感染的确定性诊断。有症状的女性患者尿沉渣显微镜检诊断细菌感染的敏感性60%～100%，特异性49%～100%。应注意，尿检没有WBC不能除外上尿路感染，同时尿WBC也可见于非感染性肾疾病。

镜下血尿(正常情况下尿红细胞数<3个/HP)见于40%～60%的膀胱炎患者，对诊断尿路感染敏感性低，但特异性较高。

尿有形成分分析仪检查：尿有形成分分析仪会自动进行标本的定时、定速离心，留取定量的尿沉渣，在相差显微镜下，数码摄像系统对每个层流经过的标本摄像，计算机进行图像分析，提取尿有形成分特征，运用形态识别软件自动识别和分类尿液有形成分。与普通光学显微镜法相比，具有简便、高效、精确度高等优点。在严格质量控制的前提下，对尿路感染诊断的敏感性94.4%～100%，特异性49.8%～73.4%，可以使38.5%～58.2%的患者免于尿培养检查。临床应结合尿液干化学分析结果进行综合判断以提高尿沉渣检验结果的精确度和可靠性。此方法不能完全替代显微镜检，可作为显微镜检的筛选。

2.2.2 尿培养

治疗前的中段尿标本培养是诊断尿路感染最可靠的指标。

中段尿标本留取的注意事项：一般应在清晨留取第1次尿液，如6 h以上未解小便，亦可留尿。外阴部应严格清洗及消毒，女性患者尤为重要。留尿前，嘱患者用肥皂温水洗净外阴部(男性着重清洗龟头与冠状沟处)，或先用1∶5 000高锰酸钾溶液清洗外阴，

继用棉球或棉签蘸消毒液消毒尿道口。然后嘱患者排尿，在持续排尿过程中将中段尿留置于无菌试管内，无菌试管口及塞子在留尿前、后均须用火焰消毒。留尿毕，2 小时内送检标本。

关于尿培养细菌菌落计数数量的说明：尿培养细菌菌落计数≥10^5 CFU/ml 被认为是尿路感染的诊断指标，此数值对尿路感染诊断的特异性较高。但 1/3 有下尿路症状的急性膀胱炎患者尿培养菌落计数小于 10^5 CFU/ml，因此，如果以菌落计数≥10^2 CFU/ml 作为尿路感染诊断标准的敏感性 95%，特异性 85%；使用抗菌药物治疗者以≥10^3 CFU/ml 作为尿路感染诊断标准，其敏感性 80%，特异性 90%。美国感染疾病学会（IDSA）和欧洲临床微生物学和感染疾病学会（ESCMID）规定的尿路感染细菌培养标准为：急性非复杂性膀胱炎中段尿培养≥10^3 CFU/ml；急性非复杂性肾盂肾炎中段尿培养≥10^4 CFU/ml；女性中段尿培养≥10^5 CFU/ml、男性中段尿培养或女性复杂性尿路感染导尿标本≥10^4 CFU/ml。综上所述，现今人们发现并没有一个固定的数值可以用于在任何情况下诊断所有类型的尿路感染，需要根据临床情况具体分析。

2.3　影像学检查

年龄小于 45 岁的女性尿路感染患者通常不需要进一步的影像学检查。因为阳性发现极少，故不推荐对女性单纯性膀胱炎施行静脉尿路造影或膀胱镜检查。

反复发作的尿路感染、复发性肾盂肾炎、合并无痛血尿或怀疑合并有泌尿系结石或梗阻时，推荐进行进一步的影像学检查。

对合并的尿路梗阻、积脓、结石等病变者，泌尿系超声可作为首选项目。在超声有阳性发现时，螺旋 CT 是进一步明确病变的有效检查，较 MRI 为优。

尿路平片（KUB）和静脉尿路造影（IVU）可以发现上尿路结石和畸形。

2.4　侵入性检查

根据疾病具体情况可以考虑选择膀胱镜等相关检查。

3　鉴别诊断

（1）盆腔和直肠检查对鉴别是否同时存在的合并疾病有意义。女性慢性、复发性、难治性尿路感染必须进行盆腔超声检查。男性患者行外生殖器和直肠指检了解前列腺结构和按摩前列腺液作检查判断有无前列腺疾病。

(2) 当患者存在不明原因的发热、严重的低血压、感染中毒性休克时，要考虑存在肾盂肾炎的可能。

(3) 临床表现为泌尿道和(或)全身症状的膀胱炎或肾盂肾炎，并具有尿路解剖学和(或)功能异常、肾脏基础病变和全身性病变导致的局部和全身免疫功能降低，使尿路感染易于发生或不易控制。通常发生于男性、儿童、孕妇和老年患者的尿路感染常属于复杂性尿路感染。病原菌谱广、多为耐药菌株。

若诊断考虑肾盂肾炎、复杂性尿路感染、合并盆腔或前列腺疾病时，社区医生应建议患者到上级医院就诊。

4 中医诊断

4.1 中医淋证诊断

(1) 小便频数，淋沥涩痛，小腹拘急引痛，为各种淋证的主症，是诊断淋证的主要依据。

(2) 劳淋：病程较长，缠绵难愈，时轻时重，遇劳加重或诱发。尿液赤涩不甚，溺痛不著，淋沥不已，余沥难尽，乏力，不耐劳累。病久或反复发作后，常伴有低热、腰痛、小腹坠胀等。

4.2 中医辨证分型

4.2.1 气阴两虚，湿热下注证

主症：① 尿频；② 倦怠乏力；③ 小腹不适。

次症：① 尿色黄赤；② 遇劳加重或复发；③ 手足心热；④ 舌质红、少津和(或)脉沉细或弦数或滑数。

具备主症 3 项，或主症 2 项兼次症 2 项者，即可诊断。

4.2.2 肾阴不足，湿热下注证

主症：① 尿频而短；② 腰酸痛/手足心热；③ 小腹不适。

次症：① 尿热；② 口干舌燥；③ 小便涩痛；④ 舌红、少苔和(或)脉细数或滑数。

具备主症 3 项，或主症①③兼次症②①或②③，或兼次症④①或④③者，或主症②③兼次症①或③者，即可诊断。

4.2.3　肾阳不足，湿热下注证

主症：① 尿频；② 欲出不尽；③ 遇冷加重。

次症：① 小腹凉；② 腰酸痛；③ 夜尿频；④ 舌质淡、苔薄白和(或)脉细弱或沉细。

具备主症 3 项，或主症 2 项兼次症 2 项者，即可诊断。

4.2.4　肝郁气滞，湿热下注证

主症：① 小便频急不爽，余沥难尽；② 尿道灼热刺痛；③ 尿黄浑浊。

兼症：① 少腹拘急或坠胀；② 腰痛；③ 恶寒发热；④ 舌质红、苔黄腻和(或)脉滑数或弦数。

具备主症 3 项，或主症 2 项兼次症 2 项者，即可诊断。

5　治　　疗

5.1　一般治疗

包括对症治疗、多饮水及生活方式的调整等。

5.2　感染发作时抗菌药物治疗

抗菌药物治疗是尿路感染的主要治疗方法，应根据药敏试验结果选择敏感抗菌药物。感染发作时可按急性单纯性膀胱炎治疗。推荐抗生素治疗前先做尿培养，治疗宜选用毒性小、口服方便的抗菌药物。比如：TMP、TMP - SMX、诺氟沙星、环丙沙星和氧氟沙星等，疗程 3～7 日。无效时再根据尿培养结果调整治疗方案。但是以下情况不能采用 3 日短疗程：男性、症状超过 7 日、有留置导尿管、有耐药菌感染的可能，疗程需延长至 1～2 周，用最大允许剂量治疗 6 周，如不奏效，可考虑延长疗程或改用注射用药。如果尿检异常而无菌尿，对年轻女性应考虑衣原体感染的可能，尤其是针对性生活活跃或近期更换性伴侣的患者，宜选用四环素、红霉素或磺胺类药物，与性伴侣同时服用，7～14 日。

常用抗菌药物的作用机制包括：① 干扰细菌细胞壁合成，包括 β 内酰胺类的青霉素、头孢菌素、碳青霉烯类和磷霉素、万古霉素等；② 损伤细菌细胞膜，有多黏菌素 B、制霉菌素等；③ 影响细菌蛋白质合成，有氨基糖苷类、四环素类、红霉素、林可霉素等；④ 抑制细菌核酸代谢，有氟喹诺酮类、利福霉素类等；⑤ 其他，如影响叶酸合成的磺胺类药物等。

根据药效动力学特性不同将抗菌药物分为两大类：① 浓度依赖型药物，这类药物在有效浓度范围内呈现浓度依赖性杀菌的特点，所用药物浓度越高，杀菌率和杀菌范围也随之增高，如氨基糖苷类和氟喹诺酮类，这些药物的用药方案目标是把药物浓度提高到最大限度；② 时间依赖性药物，疗效主要与抗菌药物血药浓度维持超过致病菌的最小抑菌浓度(MIC)的时间有关，如β-内酰胺类、部分大环内酯类，这些药物的用药方案目标是尽可能延长接触时间，在血清浓度超过 MIC 期间，持续时间的长短将是这些药物效能的重要决定因素。

关于经验性抗菌药物治疗：可以对有尿路感染的患者首先施行经验性抗菌药物治疗。但有研究显示社区性单纯尿路感染患者中，有 60%患者经验用药与最终的尿培养结果不符。

5.3 预防再感染

5.3.1 抗生素治疗

推荐在前一次感染经治疗后 1～2 周复查尿培养，结果为阴性后采用低剂量长疗程抑菌疗法作预防性治疗。复发性尿路感染再感染，表明尿路防御感染的能力差，而不是因为治疗失败，可考虑用低剂量长疗程抑菌疗法作预防性治疗。在每晚睡前或性交排尿后，口服以下药物之一：如 SMZ-TMP 半片或 1 片、TMP50 mg、呋喃妥因 50 mg(为防止肾功能损害，在长期使用以上药物时应适当增加液体摄入量)或左氧氟沙星 100 mg 等。本疗法通常使用 6～12 个月，如停药后仍反复再发，则再给予此疗法 1～2 年或更长。

5.3.2 增强免疫治疗

有报道采用增强免疫联合抗菌疗法可进一步降低尿路感染的复发率，增强免疫治疗可注射胸腺五肽或卡介菌多糖核酸。

5.3.3 女性雌激素的应用

绝经后女性反复感染，则应行泌尿系统检查和妇科检查，以消除肿瘤、梗阻性病变、逼尿肌功能障碍或生殖道感染。阴道内雌激素的应用能够显著降低再发的频率，对其余那些仍有发作的患者可在此基础上予抗生素预防。

5.4 中医治疗

中医治疗淋证的基本原则是实则清利，虚则补益；往往采用补肾兼以清利。也可采用针灸等方法治疗，对减少膀胱炎的复发有所帮助。

5.4.1 辨证论治

(1) 气阴两虚，湿热下注证。

治法：益气养阴，清利湿热。

方药：参芪地黄汤加减。太子参、黄芪、生地、山茱萸、山药、茯苓、牛膝、薏苡仁、红藤、蒲公英、紫花地丁等。

 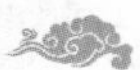

(2) 肾阴不足,湿热下注证。

治法:滋补肾阴,清利湿热。

方药:知柏地黄丸加减。知母、黄柏、生地、山茱萸、山药、茯苓、泽泻、牡丹皮、蒲公英、紫花地丁等。

(3) 肾阳不足,湿热下注证。

治法:滋阴助阳,清利湿热。

方药:金匮肾气丸或无比山药丸加减。附子、肉桂、熟地、山茱萸、山药、巴戟天、淫羊藿、菟丝子、金樱子、蒲公英、紫花地丁等。

(4) 肝郁气滞,湿热下注证。

治法:疏利膀胱,清利湿热。

方药:柴胡疏肝散或沉香散合八正散加减。柴胡、枳壳、青皮、乌药、香附、郁金、萹蓄、瞿麦、车前子、滑石、蒲公英、紫花地丁等。

5.4.2　中成药的选用

对复发性尿路感染建议选用以补益类联合清利类中成药合用,或选用兼有补益清利作用的中成药。

(1) 补益类中成药。

缩泉丸:每次 6 g,每日 2～3 次,口服,有补肾缩尿的作用。

补中益气丸:每次 6 g,每日 2～3 次,口服,有补中益气、升阳举陷的作用。

金匮肾气丸(桂附地黄丸):每次 6 g,每日 2～3 次,口服,有温补肾阳的作用。

右归丸:每次 1 丸,每日 2～3 次,口服,有温补肾阳、填精止遗的作用。

左归丸:每次 9 g,每日 2～3 次,口服,有滋肾补阴的作用。

(2) 清利类:有清热解毒、利湿通淋的作用。

三金片:每次 3 片,每日 3 次,口服。

宁泌泰胶囊:每次 3 粒,每日 3 次,口服。

复方金钱草颗粒:每次 1～2 袋,每日 3 次,口服。

银花泌炎灵片:每次 4 片,每日 4 次,口服。

热淋清片(或胶囊):每次 3～6 片(粒),每日 3 次,口服。

(3) 补益兼清利类。

知柏地黄丸:每次 9 g,每日 2～3 次,口服,有滋阴清热的作用。

萆薢分清丸:每次 6 g,每日 2 次,口服,有分清化浊、温肾利湿的作用。

癃闭舒片:每次 3 片,每日 2 次,口服,有温肾化气、清热通淋、活血化瘀、散结止痛的作用。

5.4.3　针灸治疗

针刺电针治疗:适用于劳淋肾虚型,尿频、尿急症状明显,甚则遗尿者。

穴位选择:第一组为中级、大赫、水道、三阴交;第二组为肾俞、会阳、中膂俞、委中。

两组交替使用，每次留针或电针治疗 20 min，隔日 1 次。

5.5 生活调理

(1) 养成多饮水经常排尿的习惯。

(2) 保持会阴部清洁，每晚清洗 1 次。

(3) 注意休息，防止过劳。

(4) 保持心情舒畅，避免忧思恼怒。

(5) 注意性生活卫生，每次性生活后排尿 1 次。

(6) 避免使用尿路器械。

(7) 预防感冒，避免居处冷湿。

参考文献

[1] 欧洲泌尿学会制订的《尿路感染实践指南》(2010 年版).
[2] 中华医学会泌尿外科分会制订的《泌尿系感染诊断治疗指南》(2011 年版).
[3] 上海市肾内科临床质量控制中心制订的《尿路感染诊疗规范》(2014 年版).
[4] 国家中医药管理局组织制订的 304 个优势病种中医诊疗方案中《劳淋(再发性尿路感染)诊疗方案》(2010 年版).

第十章

围绝经期综合征

编写小组

组 长 董 莉

组 员 （以姓氏笔画为序）

归绥琪 许江虹 严 振 吴 嫣 宋靖宜 张盼盼 林晓倩 赵 艳 赵 捷 姜 琳 夏艳秋 黄宏丽 眭 瑾 谢 源 鲍春龄

绝经过渡期(menopausal transition period)指从开始出现绝经趋势直至最后一次月经的时期。可始于40岁,历时短至1～2年,长至10～20年。此期卵巢功能逐渐衰退,卵泡数明显减少且易发生卵泡发育不全,因而月经不规律,常为无排卵性月经。最终由于卵巢内卵泡自然耗竭或剩余的卵泡对垂体促性腺激素丧失反应,导致卵巢功能衰竭。女性这一特殊生理变更时期一直采用“更年期(climacteric period)”一词来形容,由于该词定义含糊,1994年WHO推荐采用“围绝经期(perimenopausal period)”一词,而废除“更年期”这一术语,并将“围绝经期”定义为从卵巢功能开始衰退直至绝经后1年内的时期。在围绝经期,因雌激素水平降低,可出现潮热、出汗、情绪不稳定、不安、失眠、抑郁或烦躁等血管舒缩障碍和神经精神症状,称为绝经综合征(menopause syndrome)或“围绝经期综合征”(perimenopausal syndrome)。

围绝经期综合征相当于中医妇科中的“绝经前后诸证”或“经断前后诸证”。

由于绝经综合征的发生涉及多个系统、出现多种症状,并与骨质疏松、心血管疾病等许多大量占用医疗资源的老年慢性疾病相关,因此无论是专业人员还是非专业人员对其都非常关注。

1 诊 断

诊断可参照2007年中华医学会制定的《临床诊疗指南-妇产科学分册》以及2012年中华中医药学会制定的《中医妇科常见病诊疗指南》。

(1) 病史：40～60周岁，出现月经紊乱或停闭，如月经先期、量多或少、经期延长、崩漏、月经后期、闭经等，或有手术切除双侧卵巢及其他因素损伤双侧卵巢功能的病史。

(2) 出现以下症状中的1项或1项以上：① 典型的血管舒缩功能不稳定症状，如潮热、汗出、胸闷、心悸等；② 精神神经症状，如抑郁、焦虑、烦躁、易激动等；③ 泌尿生殖道萎缩症状，如阴道干烧灼感、性交痛、尿频尿急、反复泌尿道感染等；④ 皮肤症状，如皮肤干燥、瘙痒、感觉异常，或有蚁行感等；⑤ 骨、关节肌肉症状，如肌肉、关节疼痛，腰背、足跟酸痛，易骨折等。

(3) 激素测定：血FSH＞40 IU/L，E_2＜20 pg/ml。

(4) 辅助检查排除其他器质性疾病，如心电图、乳腺彩超、子宫附件彩超、甲状腺功能等。

2 鉴别诊断

2.1 与引起阴道流血的器质性疾病相鉴别

2.1.1 子宫内膜癌

围绝经期综合征与子宫内膜癌均可出现绝经后及绝经过渡期阴道流血症状，围绝经期综合征以月经紊乱为主要表现(经量增多、经期延长及不规则出血)，妇科检查无异常发现。而围绝经期子宫内膜癌患者主要表现为：绝经后阴道出血，量一般不多，尚未绝经者表现为月经增多、经期延长或月经紊乱，同时伴血性液体或浆性液体分泌物、下腹疼痛等症状。可至上级医院进行分段诊刮组织活检以明确诊断。

子宫内膜癌是女性生殖道三大恶性肿瘤之一，近年来发病率有上升趋势，围绝经期及绝经后妇女应每年进行一次妇科检查、阴道超声和内膜活检。

2.1.2 子宫内膜息肉、子宫内膜增生

子宫内膜息肉及子宫内膜增生也有月经过多或经期延长症状，可行B超检查，或至上级医院行宫腔镜检查及分段诊刮明确诊断。

2.2 与内科疾病相鉴别

2.2.1 冠心病

冠心病患者常可见胸前区疼痛，服用硝酸甘油可缓解，发作时心电图异常；围绝经期综合征患者也可出现胸闷、胸痛等类似心血管疾病的症状，但服用硝酸甘油不缓解。

2.2.2 甲状腺功能亢进

甲状腺功能亢进患者血清TSH下降，FT_4升高；围绝经期综合征患者甲状腺功能一般正常。

2.3 与围绝经期精神疾病相鉴别

围绝经期综合征精神病患者以精神神经症状为主要临床表现，往往较围绝经期综合征患者的精神神经症状重，可进一步去专科医院进行鉴别诊断。

3 围绝经期综合征的生活调理

3.1 健康饮食

碳水化合物：55%～60%。

蛋白质：10%～20%(其中动物蛋白质应占蛋白质供应量的50%)。

脂肪：不超过20%～30%(尽量减少饱和脂肪酸和多不饱和脂肪酸的摄入)。

维生素：摄入量可稍高于青壮年。

电解质、微量元素：基本与成年人相同。

3.2 适当的体育运动

如步行、慢跑、太极拳、气功等。

条件允许者，还可坚持舞蹈、体操、绘画、书法、下棋等活动。

3.3 心理健康指导

(1) 根据患者个性特点及其对疾病的认识，帮助其正确认识围绝经期的心身反应，适

应社会和家庭变化，提高自我调节和自我控制能力。

(2) 配备对患者的宣教材料，让患者及时了解围绝经期女性内分泌系统所发生的各种变化、主要症状、可能的危害以及应对措施。

4　西医治疗

4.1　激素治疗

绝经相关激素治疗(menopause related hormone therapy, MHT)，主要指对卵巢功能衰退的妇女，在有适应证、无禁忌证的前提下，个体化给予低剂量的雌和(或)孕激素药物治疗。对于有子宫者需在补充雌激素的同时添加孕激素，称为雌、孕激素治疗(estrogen progestogen therapy, EPT)，而对于无子宫者则可采用单纯雌激素治疗(estrogen therapy, ET)。MHT 是绝经过渡期和绝经后期管理的一个重要组成部分，不仅有助于整体的身心健康，而且对于心血管系统、骨骼系统和神经系统的健康，以及降低乳腺肿瘤发病风险等均具有较大的益处。

2015 年 11 月，中华医学会第五次全国绝经学术会议上，来自全国各地的专家在会上达成相关共识。

(1) 单用雌激素治疗围绝经期综合征，将增加患子宫内膜癌的风险；雌孕激素序贯疗法不增加或轻微增加子宫内膜癌的发病风险；连续联合治疗可降低子宫内膜癌风险，但长期(>10 年)用药对子宫内膜癌发病风险的评估尚存在一定的争议。

(2) 单用雌激素治疗 5～7 年内不增加患乳腺癌的风险，雌孕激素治疗在 5 年内亦安全。

(3) MHT 的窗口期一般为绝经 10 年之内或 60 岁以前。

4.1.1　MHT 应用原则

(1) 药物剂量：选择能达到治疗目的的最低有效剂量；可考虑比现有标准用法更低的剂量；对于卵囊早衰(premature ovarian failure, POF)妇女，HRT 所用药物的剂量应大于正常年龄绝经的妇女。

(2) 用药时间：在卵巢功能开始减退并出现相关绝经症状后即开始给予 MHT，其间每年进行 1 次个体化的受益/危险评估，根据评估情况决定疗程长短，并决定是否继续应用。只要受益大于危险，即可继续给予 MHT。对于提前绝经者，推荐 MHT 应至少用至正常绝经年龄，之后按照正常年龄绝经妇女对待。

(3) 添加孕激素的基本原则：用于有子宫的妇女，在雌激素持续用药的情况下，孕激素应持续或周期性添加，周期性添加者每月给予孕激素不短于 10～14 日。

4.1.2 MHT的适应证

(1) 绝经相关症状(A级证据)：月经紊乱、潮热、多汗、睡眠障碍、疲倦、情绪障碍如易激动、烦躁、焦虑、紧张或情绪低落等。

(2) 泌尿生殖道萎缩的相关症状(A级证据)：阴道干涩、疼痛、性交痛、反复发作的阴道炎、排尿困难、反复泌尿系统感染、夜尿多、尿频和尿急。

(3) 低骨量及骨质疏松症(A级证据)：包括有骨质疏松症的危险因素及绝经后骨质疏松症。

4.1.3 MHT的禁忌证

(1) 已知或可疑妊娠。

(2) 原因不明的阴道出血。

(3) 已知或可疑患有乳腺癌。

(4) 已知或可疑患有性激素依赖性恶性肿瘤。

(5) 患有活动性静脉或动脉血栓栓塞性疾病(最近6个月内)。

(6) 严重的肝、肾功能障碍；血卟啉症、耳硬化症。

(7) 已知患有脑膜瘤(禁用孕激素)。

4.1.4 MHT的慎用证

包括子宫肌瘤、子宫内膜异位症、子宫内膜增生史、尚未控制的糖尿病及严重的高血压、有血栓形成倾向、胆囊疾病、癫痫、偏头痛、哮喘、高泌乳素血症、系统性红斑狼疮、乳腺良性疾病、乳腺癌家族史。

4.1.5 MHT具体用药方案

(1) 单纯孕激素补充治疗：适用于绝经过渡期，调整卵巢功能衰退过程中出现的月经问题(表10-1)。

表10-1 单纯孕激素补充治疗

药物	用药剂量	用药方法	用药时间
地屈孕酮	10～20 mg/d	口服	10～14日/月经周期
微粒化黄体酮胶丸/胶囊	200～300 mg/d	口服	10～14日/月经周期
醋酸甲羟孕酮	4～6 mg/d	口服	10～14日/月经周期

(2) 单纯雌激素补充治疗：适用于已切除子宫的妇女(表10-2)。

表10-2 单纯雌激素补充治疗

药物	用药剂量	用药方法	用药时间
结合雌激素	0.3～0.625 mg/d	口服	连续应用
戊酸雌二醇片	0.5～2.0 mg/d	口服	连续应用
半水合雌二醇帖	每7日(1/2～1)帖	外贴	连续应用

(3) 雌、孕激素序贯用药：适用于有完整子宫、围绝经期或绝经后期仍希望有月经样出血的妇女。这种用药方式是模拟月经生理周期，按雌激素的应用时间又分为周期序贯和连续序贯。前者每周期停用雌激素 2～7 日；后者连续应用雌激素(表 10－3)。

表 10－3　雌、孕激素序贯用药

<table>
<tr><th>药　　物</th><th>用药剂量</th><th>用药方法</th><th>用药时间</th></tr>
<tr><td>戊酸雌二醇</td><td>1～2 mg/d</td><td>口服</td><td rowspan="9">周期序贯：用雌激素的基础上，每月加用孕激素 10～14 日，后停用雌激素 2～7 日
连续序贯：用雌激素的基础上，每月加用孕激素 10～14 日，雌激素连续应用</td></tr>
<tr><td>结合雌激素</td><td>0.3～0.625 mg/d</td><td>口服</td></tr>
<tr><td>半水合雌二醇帖</td><td>每 7 日(1/2～1)帖</td><td>外贴</td></tr>
<tr><td>雌二醇凝胶</td><td>1.25 g/d</td><td>经皮涂抹</td></tr>
<tr><td>地屈孕酮</td><td>10 mg/d</td><td>口服</td></tr>
<tr><td>微粒化黄体酮胶丸</td><td>100～300 mg/d</td><td>口服</td></tr>
<tr><td>醋酸甲羟孕酮</td><td>4～6 mg/d</td><td>口服</td></tr>
<tr><td>(周期序贯)戊酸雌二醇片/雌二醇环丙孕酮片复合制剂</td><td>每日 1 片，用完 1 盒后停药 7 日，再开始下 1 个周期</td><td>口服</td></tr>
<tr><td>(连续序贯)雌二醇/雌二醇地屈孕酮片</td><td>(1/10 或 2/10 剂量)，按序每日 1 片，中间不停药</td><td>口服</td></tr>
</table>

(4) 雌、孕激素连续联合用药：适用于有完整子宫、绝经后期不希望有月经样出血的妇女。该法每日均联合应用雌、孕激素，一般为连续性给药(表 10－4)。

表 10－4　雌、孕激素连续联合用药

药　　物	用药剂量	用药方法	用药时间
戊酸雌二醇	0.5～1.5 mg/d	口服	连续应用
结合雌激素	0.30～0.45 mg/d	口服	连续应用
半水合雌二醇帖	每 7 日(1/2～1)帖	外贴	连续应用
雌二醇凝胶	1.25 g/d	经皮涂抹	连续应用
地屈孕酮	5 mg/d	口服	连续应用
微粒化黄体酮胶丸	100 mg/d	口服	连续应用
醋酸甲羟孕酮	1～3 mg/d	口服	连续应用
雌二醇屈螺酮片	每日 1 片	口服	连续应用

(5) 连续应用替勃龙：推荐 1.25～2.50 mg/d，适合于绝经后不希望来月经的妇女。

(6) 阴道局部雌激素的应用：适用于绝经后期妇女阴道干燥、疼痛、性交困难、尿频、尿急等泌尿生殖道萎缩症状者。

使用不经阴道黏膜吸收的雌激素，如普罗雌烯阴道片和乳膏，理论上无需加用孕激素。长期使用者应监测子宫内膜。阴道用药，每日 1 次，连续使用 2 周，症状缓解后，改

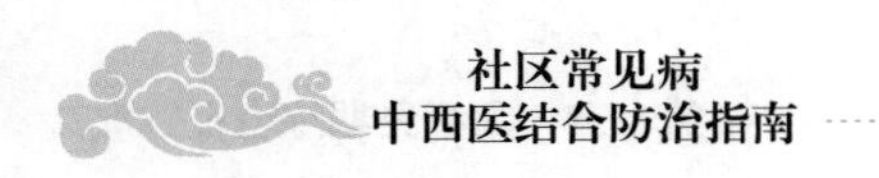

为每周用药2～3次。

4.2 非激素治疗

适用于尚不适合应用MHT(如月经尚规律但有症状者),不愿接受MHT或存在MHT禁忌证的妇女。

(1) 植物类药物:黑升麻异丙醇萃取物、升麻乙醇萃取物等。

(2) 植物雌激素:大豆异黄酮。

(3) 5-羟色胺再摄取抑制剂、选择性5-羟色胺和去甲肾上腺素双重再摄取抑制剂、可乐定、加巴喷丁等。

5 中医治疗

5.1 辨证论治

5.1.1 肾阴虚证

症状:绝经前后烘热汗出,腰膝酸软。头晕耳鸣,口燥咽干,失眠多梦,或皮肤瘙痒,尿少便干,月经周期紊乱,先期量少或量多,或崩漏。舌红,少苔,脉细数。

治法:滋肾养阴。

方药:左归丸加减。熟地、山药、山茱萸、茯苓、枸杞子、白芍、炙甘草。

中成药:更年安片(胶囊)、六味地黄丸。

5.1.2 肾阳虚证

症状:绝经前后形寒肢冷,头晕耳鸣。腰背冷痛,腰膝酸软,精神萎靡,面色晦暗,性欲淡漠,小便频数或失禁,带下量多,月经紊乱,量多或少,色淡质稀。舌淡,苔白滑,脉沉细而迟。

治法:温肾扶阳。

方药:右归丸加减。山药、菟丝子、山茱萸、熟地、枸杞子、鹿角胶、杜仲、淫羊藿。

中成药:龙凤宝胶囊。

5.1.3 肾阴阳俱虚证

症状:绝经前后时而畏风怕冷,时而潮热汗出。腰酸膝软,头晕耳鸣,健忘,夜尿频数,月经紊乱,量少或多。舌红,苔薄,脉沉细。

治法:阴阳双补。

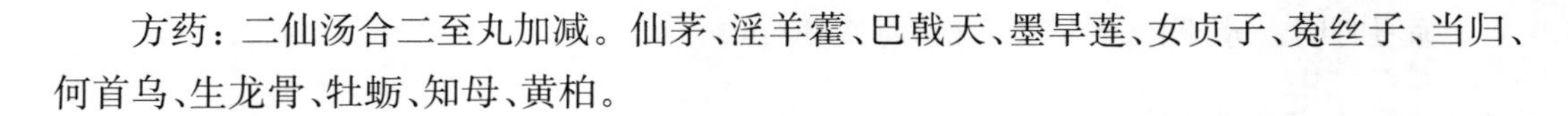

方药：二仙汤合二至丸加减。仙茅、淫羊藿、巴戟天、墨旱莲、女贞子、菟丝子、当归、何首乌、生龙骨、牡蛎、知母、黄柏。

5.2　针灸治疗

5.2.1　耳穴贴压

穴位选择：肾、心、肝、胆、神门、卵巢、内分泌、交感、皮质下。

操作方法：患者坐位，或以患者舒适、医者便于操作的体位为宜。按耳穴探测方法选定穴位，并按压片刻，以压痕作为贴压时的标记。局部常规消毒，一手固定耳廓，另一手持血管钳或镊子夹取已粘有王不留行籽或磁珠的胶贴，对准选好的耳穴贴压，然后稍加压力按压1～2 min。肾、心、肝、卵巢穴用弱刺激手法，胆、神门、内分泌、交感、皮质下穴用强刺激手法，每次3～4个穴位，贴压期间，嘱患者每日自行按压3～5次。10日为1个疗程。

5.2.2　体针

穴位选择：百会、四神聪、关元、气海、三阴交。

操作方法：针刺时患者取平卧位，穴位常规消毒，术者右手持针，百会、四神聪，平刺0.5～0.8寸(1寸针：0.25 mm×25 mm)；关元、气海、三阴交直刺1～1.5寸(2寸针，0.30 mm×50 mm)，快速进针，行平补平泻手法1 min，留针治疗30 min。每周3次，12周为1个疗程。

肾阴亏虚：加阴谷、照海；肾阳亏虚：加肾俞、命门；肝阳上亢：加风池、太冲；痰气郁结：加中脘、丰隆。

5.2.3　灸法

适用于伴有怕冷、四肢不温、夜尿频多等阳虚症状者。

穴位选择：命门、气海、涌泉；月经过多者灸断红穴。

操作方法：选新鲜老姜，沿生姜纤维纵向切取，切成厚0.2～0.3 cm的姜片，大小可据穴区部位和选用的艾炷的大小而定，中间用三棱针穿刺数孔。施灸时，将其放在穴区，置大或中等艾炷放在其上，点燃。待患者有局部灼痛感时，略略提起姜片，或更换艾炷再灸。一般每次灸6～9壮，以皮肤局部潮红不起疱为度。每周3次，12周为1个疗程。

5.3　中医膏方

膏方须由有经验的中医师处方。

治疗原则：补肾解郁清心。

处方特点：由中药饮片、细料、胶类、辅料等组成。

服用方法：清晨空腹，从小剂量开始，逐步增加，1次1汤匙，每日2次。

膏方疗程：从冬至日起开始服用至立春前结束，以冬季三九天最佳。

5.4　传统功法

功法选择："太极拳""八段锦""易筋经"等。

练习时间：每日上、下午各1次，每次30 min。

5.5 穴位按摩

穴位选择：百会、四神聪、关元、气海、三阴交。

操作方法：用拇指点按或按揉以上穴位。每穴点按或按揉1～2 min，每日1次，5次为1个疗程，疗程间休息2日，共治疗2～4个疗程。

5.6 五行音乐疗法

音乐选择：中华医学音像出版社出版的《中国传统五行音乐》。

每日睡前聆听30 min，4周为1个疗程。

6 疗 效 评 价

6.1 评价标准

参照2007年国家食品药品监督管理局“中药、天然药物治疗女性更年期综合征临床研究技术指导原则”制定。

$$疗效指标(n)=\frac{治疗前总记分-治疗后总记分}{治疗前总积分}\times 100\%$$

6.1.1 临床疗效评分

采用附表10-2《绝经综合征(中医)评定量表》(根据“十五”国家科技支撑计划重大疑难疾病中医防治研究项目研究制定)和附表10-1国内改良Kupperman标准评分法进行评定。

临床控制：疗效指数积分值减少≥95%；

显效：70%≤疗效指数<95%；

有效：30%≤疗效指数<70%；

无效：疗效指数<30%。

6.1.2 单项症状疗效判定标准

临床控制：症状消失；

显效：症状明显好转，治疗后比治疗前减少2个等级；

有效：症状好转，治疗后比治疗前减少1个等级；

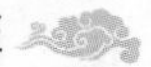

无效：症状无变化，或减轻不明显。

6.2　评价方法

在患者就诊不同时间进行量表评分。

(1) 就诊第 1 日：进行《绝经综合征(中医)评定量表》(见附表 10－2)、国内改良 Kupperman 量表评分(见附表 10－1)。

(2) 就诊第 56 日：进行《绝经综合征(中医)评定量表》评分、国内改良 Kupperman 量表评分。

参考文献

[1] 22 个专业 95 个病种中医诊疗方案[C].北京：国家中医药管理局医政司，2010：524－531.
[2] 罗颂平.中医妇科学[M].北京：高等教育出版社，2008.
[3] 张玉珍.中医妇科学[M].北京：中国中医药出版社，2010.
[4] 中华医学会.中医妇科常见病诊疗指南[M].北京：中国中医药出版社，2012.
[5] 谢幸，荀文丽.妇产科学[M].北京：人民卫生出版社，2013.
[6] 中华医学会.临床诊疗指南—妇产科学分册[M].北京：人民卫生出版社，2007.
[7] 于传鑫，李儒芝.妇科内分泌疾病治疗学[M].上海：复旦大学出版社，2012.
[8] 中华医学会妇产科分会绝经学组.绝经期管理与激素补充治疗临床应用指南(2012 版)[J].中华妇产科杂志，2013，48(10)：795－799.
[9] 石学敏.针灸学[M].北京：中国中医药出版社，2009.

7　附

7.1　国内改良 Kupperman Index 评分表

附表 10－1　国内改良 Kupperman Index 评分表

症　状	症状指数	程度评分
潮热出汗	4	□0＝无症状　1＝偶有症状　2＝症状持续　3＝影响生活
感觉异常	2	□0＝无症状　1＝偶有症状　2＝症状持续　3＝影响生活
失眠	2	□0＝无症状　1＝偶有症状　2＝症状持续　3＝影响生活
易激动	1	□0＝无症状　1＝偶有症状　2＝症状持续　3＝影响生活

续表

症　状	症状指数	程度评分
抑郁	1	□0＝无症状　1＝偶有症状　2＝症状持续　3＝影响生活
眩晕	1	□0＝无症状　1＝偶有症状　2＝症状持续　3＝影响生活
疲乏	1	□0＝无症状　1＝偶有症状　2＝症状持续　3＝影响生活
骨关节、肌肉痛	1	□0＝无症状　1＝偶有症状　2＝症状持续　3＝影响生活
头痛	1	□0＝无症状　1＝偶有症状　2＝症状持续　3＝影响生活
心悸	1	□0＝无症状　1＝偶有症状　2＝症状持续　3＝影响生活
皮肤蚁走感	1	□0＝无症状　1＝偶有症状　2＝症状持续　3＝影响生活
性交痛	2	□0＝无症状　1＝偶有症状　2＝症状持续　3＝影响生活
泌尿系统症状	2	□0＝无症状　1＝偶有症状　2＝症状持续　3＝影响生活

注：症状评分：症状指数×程度评分。
症状指数：各项症状评分相加之和为总分，总计分 0～63 分。
更年期综合征的病情程度评价标准：轻度：总分 15～20 分；中度：总分 20～35 分；重度：>35 分。

7.2　绝经综合征(中医)评定量表

附表 10－2　绝经综合征(中医)评定量表

序　号	症　状	评　分			
		0 无症状	1 有时有	2 经常有	3 经常有、程度重、影响工作和生活
1	心跳加快或加强				
2	容易紧张				
3	失眠				
4	容易激动				
5	焦虑				
6	不能集中注意力				
7	容易疲劳或乏力				
8	对生活和工作失去兴趣				
9	不开心或抑郁				
10	好哭				
11	容易烦躁				
12	眩晕				

续　表

序　号	症　状	评　分			
		0 无症状	1 有时有	2 经常有	3 经常有、程度重、影响工作和生活
13	头脑或身体感觉压力				
14	身体感觉麻木或刺激				
15	头痛				
16	肌肉和关节疼痛				
17	手或脚感觉障碍				
18	憋气				
19	潮热				
20	夜间盗汗				
21	性欲降低				

注：第1～11为心理症状，简称P；第12～18为躯体症状，简称S；第19～20为血管舒缩症状，简称V；第1～6为焦虑症状，简称A；第7～11为抑郁症状，简称D；第21为性欲降低，简称S。

7.3　围绝经期综合征相关症状适应证的中成药一览表

附表10－3　围绝经期综合征相关症状适应证的中成药一览表

功　效	药　物	适 应 证
		心悸
益气复脉	稳心颗粒	心悸不宁、气短乏力、胸闷胸痛、室性早搏、房室早搏
益气活血	参松养心胶囊	心悸不安、气短乏力、胸部闷痛、动则加剧、失眠多梦、盗汗、神倦懒言
		睡眠障碍
养心安神	珍合灵片	心悸、失眠
养血安神	养血安神糖浆	失眠多梦，心悸头晕
	复方五味子糖浆	头晕、头痛、乏力、心悸以及失眠
	复方枣仁胶囊	心神不安，失眠，多梦，惊悸
清肝安神	百乐眠胶囊	入睡困难、多梦易醒、醒后不眠、头晕乏力、烦躁易怒、心悸不安等
补肾安神	乌灵胶囊	失眠、健忘、心烦心悸、神疲乏力、腰膝酸软、头晕耳鸣、少气懒言、脉细或沉无力；神经衰弱见上述证候者等
	安神补脑片	失眠，健忘，头晕；神经衰弱见上述证候者

续 表

功效	药物	适应证
		情志异常
疏肝解郁	丹栀逍遥丸	胸胁胀痛、烦闷急躁、颊赤口干、食欲不振或有潮热；以及妇女月经先期，经行不畅，乳房与少腹胀痛
		头晕头痛
平肝熄风	天麻钩藤颗粒	头痛、眩晕、耳鸣、眼花、震颤、失眠；高血压见上述证候者
平肝潜阳	复方罗布麻颗粒	高血压，神经衰弱引起的头晕、心悸、失眠等
		泌尿生殖系统症状
温肾健脾	萆薢分清丸	清浊不分所致的白浊，小便频数
补肾缩尿	缩泉丸	小便频数，夜间遗尿
		异常子宫出血
活血化瘀	宫血宁胶囊	崩漏下血，月经过多，以及慢性盆腔炎之湿热瘀结所致的少腹痛，腰骶痛，带下增多(产后或流产后宫缩不良出血及子宫性出血属血热妄行证者也可应用)
		骨质疏松
补肾壮骨	骨松宝颗粒	骨质疏松、骨关节炎等

第十一章

原发性骨质疏松症

编写小组

组　员　（以姓氏笔画为序）

马俊岭　齐昌菊　李　涛　宋徽江　林吉祥　罗家福　季　伟
赵咏芳　郭海玲　詹红生　潘燕君

骨质疏松症(osteoporosis, OP)是一种以骨量低下,骨微结构损坏,导致骨脆性增加,易发生骨折为特征的全身性骨病(世界卫生组织,WHO)。2001年美国国立卫生研究院(NIH)提出骨质疏松症是骨强度下降、骨折风险性增加为特征的骨骼系统疾病,骨强度反映骨骼的两个主要方面,即骨矿密度和骨质量。

骨质疏松症是一种退化性疾病,随年龄增长,患病风险增加。骨质疏松症的严重后果是发生骨质疏松性骨折(脆性骨折),即在受到轻微创伤或日常活动中即可发生的骨折。骨质疏松性骨折的常见部位是脊椎、髋部和前臂远端。随着人类寿命延长和老龄化社会的到来,骨质疏松症及其导致的骨质疏松性骨折已成为威胁人类的重要健康问题。

目前,我国60岁以上老龄人口估计有1.73亿,是世界上老年人口绝对数量最多的国家。2003～2006年一次全国性大规模流行病学调查显示,50岁以上人群以椎体和股骨颈骨密度值为基础的骨质疏松症总患病率女性为20.7%,男性为14.4%。60岁以上人群中骨质疏松症的患病率明显增高,女性尤为突出。骨质疏松性骨折的危害很大,如发生髋部骨折后1年之内,死于各种合并症者达20%,而存活者中约50%致残,生活不能自理,生命质量明显下降。女性一生发生骨质疏松症骨折的危险性(40%)高于乳腺癌、子宫内膜癌和卵巢癌的总和,男性一生发生骨质疏松性骨折的危险性(13%)高于前列腺癌。

因此,普及骨质疏松症相关知识,做到早期诊断、及时预测骨折风险并采用规范的措施防治骨质疏松症,降低骨折风险,无疑具有重要而积极的社会意义。

1 骨质疏松症的诊断

临床上诊断骨质疏松症的规范路径依次包括：骨质疏松症风险评估、骨质疏松症的诊断(包括骨强度状态与骨折风险评估两方面)和排除其他影响骨代谢疾病的鉴别诊断。

1.1 骨质疏松症的风险评估

骨质疏松症是多因素疾病，而且每个人的易感性不同，因此对个体进行骨质疏松症风险评估能为尽早采取合适的防治措施提供帮助。临床上评估骨质疏松症风险的方法较多，推荐目前公认的 2 种敏感性较高又操作方便的简易评估方法作为初筛工具。

1.1.1 国际骨质疏松症基金会(IOF)骨质疏松症风险 1 分钟测试题

(1) 您是否曾经因为轻微的碰撞或者跌倒就会伤到自己的骨骼？

(2) 您的父母有没有过轻微碰撞或跌倒就发生髋部骨折的情况？

(3) 您经常连续 3 个月以上服用“可的松、强的松”等激素类药品吗？

(4) 您身高是否比年轻时降低了(超过 3 cm)？

(5) 您经常大量饮酒吗？

(6) 您每天吸烟超过 20 支吗？

(7) 您经常患腹泻吗(由于消化道疾病或者肠炎而引起)？

(8) 女士回答：您是否在 45 岁之前就绝经了？

(9) 女士回答：您是否曾经有过连续 12 个月以上没有月经(除了怀孕期间)？

(10) 男士回答：您是否患有阳痿或者缺乏性欲这些症状？

只要其中有一题回答结果为“是”，即为阳性。

1.1.2 亚洲人骨质疏松自我筛查工具(Osteoporosis Self-assessment Tool for Asians，OSTA)

此工具基于亚洲 8 个国家和地区绝经后妇女的研究，收集多项骨质疏松危险因素并进行骨密度测定，从中筛选出 11 个与骨密度具有显著相关的风险因素，再经多变量回归模型分析，得出能最好体现敏感度和特异度的 2 项简易筛查指标，即年龄和体重。OSTA 指数计算方法是：(体重－年龄)×0.2，结果评定如表 11－1。

也可以通过图 11－1 根据年龄和体重进行快速评估。

表 11－1　OSTA 指数与风险级别

风险级别	OSTA 指数
低	＞－1
中	－1～－4
高	＜－4

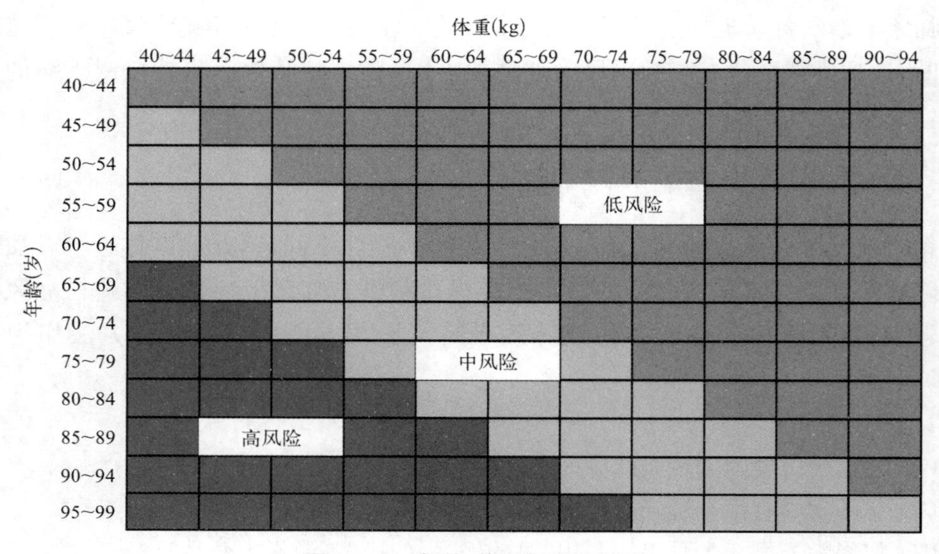

图 11－1　年龄、体重与风险级别

1.2　骨质疏松症的诊断

疼痛、脊柱变形和发生脆性骨折是骨质疏松症最典型的临床表现。但许多骨质疏松症患者早期常无明显症状，往往在脆性骨折发生后经 X 线或骨密度检查时才发现已有骨质疏松症。

临床上用于诊断骨质疏松症的通用指标是：发生了脆性骨折及/或骨密度低下。目前尚缺乏直接测定骨强度的临床手段，因此，骨密度或骨矿含量测定是骨质疏松症临床诊断以及评估疾病程度的客观量化指标。

1.2.1　脆性骨折

指非外伤或轻微外伤发生的骨折，这是骨强度下降的明确体现，也是骨质疏松症的最终结果及合并症。发生了脆性骨折临床上即可诊断骨质疏松症。

1.2.2　诊断标准(基于骨密度测定)

骨质疏松性骨折的发生与骨强度下降有关，而骨强度是由骨密度和骨质量所决定。骨密度约反映骨强度的 70%，若骨密度低同时伴有其他危险因素会增加骨折的危险性。因目前尚缺乏较为理想的骨强度直接测量或评估方法，临床上采用骨密度(bone mineral

density，BMD)测量作为诊断骨质疏松、预测骨质疏松性骨折风险、监测自然病程及评价药物等干预疗效的最佳定量指标。骨密度是指单位体积(体积密度)或单位面积(面积密度)的骨量，两者能够通过无创技术对活体进行测量。其中DXA测量值是目前国际学术界公认的骨质疏松症诊断的金标准。

【基于骨密度测定的诊断标准】

建议参照世界卫生组织(WHO)推荐的诊断标准。基于DXA测定：骨密度值低于同性别、同种族正常成人的骨峰值不足1个标准差属正常；降低1～2.5个标准差之间为骨量低下(骨量减少)；降低程度等于和大于2.5个标准差为骨质疏松；骨密度降低程度符合骨质疏松诊断标准同时伴有一处或多处骨折时为严重骨质疏松(表11-2)。骨密度变化的标准差通常用T-Score(T值)表示，T值=(测定值－骨峰值)/正常成人骨密度标准差(表11-2)。

表11-2　骨质疏松诊断标准

诊　断	T　值
骨量正常	T值≥－1.0
低骨量(骨量减少)	－2.5＜T值＜－1.0
骨质疏松症	T值≤－2.5
严重骨质疏松症	T值≤－2.5同时伴有一处或多处脆性骨折

T值用于诊断绝经后妇女和大于50岁男性的骨密度水平。

对于儿童、绝经前妇女以及小于50岁的男性，其骨密度水平建议用Z值表示。

Z值=(测定值－同龄人骨密度均值)/同龄人骨密度标准差。

1.2.3　简便的骨密度测定推荐方法

符合以下任何一条建议行骨密度测定：

(1) 女性65岁以上和男性70岁以上，无论是否有其他骨质疏松危险因素。

(2) 女性65岁以下和男性70岁以下，有一个或多个骨质疏松危险因素。

(3) 有脆性骨折史或/和脆性骨折家族史的男、女成年人。

(4) 各种原因引起的性激素水平低下的男、女成年人。

(5) X线摄片已有骨质疏松改变者。

(6) 接受骨质疏松治疗、进行疗效监测者。

(7) 有影响骨代谢疾病或影响骨代谢药物史。

(8) IOF骨质疏松症一分钟测试题回答结果阳性。

(9) OSTA结果≤－1。

1.3　骨质疏松症的鉴别诊断

骨质疏松症可由多种病因所致。在诊断原发性骨质疏松症之前，一定要重视排除其他影响骨代谢的疾病,以免发生漏诊或误诊。需要鉴别的疾病如:影响骨代谢的内分泌疾病(性腺、肾上腺、甲状旁腺及甲状腺疾病等),类风湿关节炎等免疫性疾病,多发性骨髓瘤等恶性疾病,长期服用糖皮质激素或其他影响骨代谢药物,以及各种先天和获得性骨代谢异常疾病等(参考附表 11-1)。

1.3.1 基本检查项目

为帮助进行鉴别诊断,对已诊断和临床怀疑骨质疏松的患者至少应做以下几项基本检查:

(1) 骨骼 X 线片:关注骨骼任何影像学的改变与疾病的关系。

(2) 实验室检查:血、尿常规;肝、肾功能;钙、磷、碱性磷酸酶、血清蛋白电泳等。

原发性骨质疏松症患者通常血钙、磷和碱性磷酸酶值在正常范围,当有骨折时血碱性磷酸酶值水平有轻度升高。如以上检查发现异常,需要进一步检查或转至相关专科做进一步鉴别诊断。

(3) 跟骨超声骨密度筛查。

1.3.2 酌情检查项目

为进一步鉴别诊断的需要,可酌情选择性地进行以下检查,如:血沉、性腺激素、25OH-D、1,25$(OH)_2$-D、甲状旁腺激素、尿钙和磷、甲状腺功能、皮质醇、血气分析、血尿轻链、肿瘤标志物,甚至放射性核素扫描、骨髓穿刺或骨活检等检查。

1.3.3 骨转换生化标志物

骨转换生化标志物(biochemical markers of bone turnover)是骨组织本身的代谢(分解与合成)产物,简称骨标志物(bone markers)。骨转换标志物分为骨形成标志物和骨吸收标志物,前者代表成骨细胞活动及骨形成时的代谢产物,后者代表破骨细胞活动及骨吸收时的代谢产物,特别是骨基质降解产物。在正常人不同年龄段及各种代谢性骨病时,骨转换标志物在血液循环或尿液中的水平会发生不同程度的变化,反映全身骨骼的动态状况。这些指标的测定有助于判断骨转换类型、骨丢失速率、骨折风险评估,以了解病情进展、选择干预措施及监测疗效等。有条件时可选择性做骨转换生化标志物以指导临床决策。常用骨转换生化标志物见表 11-3。

表 11-3 骨转换生化标志物

骨形成标志物	骨吸收标志物
血清碱性磷酸酶(ALP)	空腹 2 h 的尿钙/肌酐比值
骨钙素(OC)	血清抗酒石酸酸性磷酸酶(TRACP)
骨碱性磷酸酶(BALP)	血清Ⅰ型胶原交联 C-末端肽(S-CTX)
Ⅰ型胶原 C-端前肽(PICP)	尿吡啶啉(Pyr)
Ⅰ型胶原 N-端前肽(PINP)	尿脱氧吡啶啉(D-Pyr)
	尿Ⅰ型胶原交联 C-末端肽(U-CTX)
	尿Ⅰ型胶原交联 N-末端肽(U-NTX)

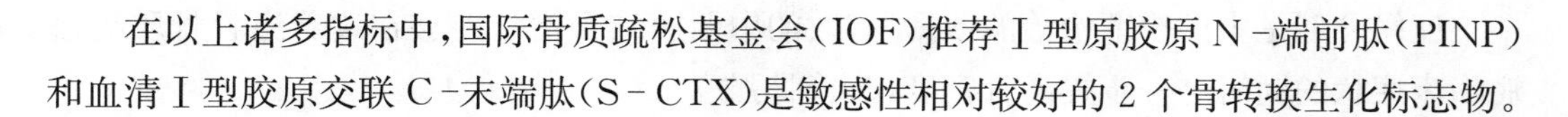

在以上诸多指标中，国际骨质疏松基金会（IOF）推荐Ⅰ型原胶原N-端前肽（PINP）和血清Ⅰ型胶原交联C-末端肽（S-CTX）是敏感性相对较好的2个骨转换生化标志物。

1.4 骨质疏松性骨折的风险预测

世界卫生组织推荐的骨折风险预测简易工具（FRAX）可用于计算10年发生髋部骨折及任何重要的骨质疏松性骨折发生概率。目前骨折风险预测简易工具FRAX可以通过以下网址获得：http://www.shef.ac.ac.uk/FRAX/。

FRAX的应用方法：该工具的计算参数包括股骨颈骨密度和临床危险因素。在没有股骨颈骨密度时可以由全髋部骨密度取代，然而，在这种计算方法中，不建议使用非髋部部位的骨密度。在没有骨密度测定条件时，FRAX也提供了仅用体重指数（BMI）和临床危险因素进行评估的计算方法。

在FRAX中明确的骨折常见危险因素：① 年龄：骨折风险随年龄增加而增加；② 性别；③ 低骨密度；④ 低体重指数：$\leqslant 19\ kg/m^2$；⑤ 既往脆性骨折史，尤其是髋部、尺桡骨远端及椎体骨折史；⑥ 父母髋骨骨折；⑦ 接受糖皮质激素治疗：任何剂量，口服3个月或更长时间；⑧ 抽烟；⑨ 过量饮酒；⑩ 合并其他引起继发性骨质疏松的疾病；⑪ 类风湿关节炎。

1.5 骨质疏松的中医病因病机

参照《中医药防治原发性骨质疏松症专家共识（2015）》制定。

原发性骨质疏松症是由多种因素导致的慢性全身性疾病，涉及多个脏腑。基于中医“肾藏精”“肾主骨”理论，肾精亏虚是本病发生的基本病机，并与中医肝、脾密切相关。病性有虚有实，然总归于精亏髓减、骨失所养。各种原因导致肾精不足、肾阳亏虚、肝肾阴虚、脾胃虚弱、脾肾阳虚、肾虚血瘀及血瘀气滞等，则均可导致该病的发生与发展。

中医“骨痿”“骨痹”的临床表现为腰背疼痛、腰膝酸软、下肢疼痛、下肢痿弱、步履艰难等。患者常见的中医分型有以下几种。

（1）肾阳虚证：腰背冷痛，酸软乏力，驼背弯腰，活动受限，畏寒喜暖，遇冷加重，尤以下肢为重，小便频多，舌淡苔白，脉弱等。

（2）肝肾阴虚证：腰膝酸痛，手足心热，下肢抽筋，驼背弯腰，两目干涩，形体消瘦，眩晕耳鸣，潮热盗汗，失眠多梦，舌红少苔，脉细数。

（3）脾肾阳虚证：腰膝冷痛，食少便溏，腰膝酸软，双膝行走无力，弯腰驼背，畏寒喜暖，腹胀，面色㿠白，舌淡胖，苔白滑，脉沉迟无力等。

（4）肾虚血瘀证：腰脊刺痛，腰膝酸软，下肢痿弱，步履艰难，耳鸣。舌质淡紫，脉细涩等。

（5）脾胃虚弱证：形体瘦弱，肌软无力，食少纳呆，神疲倦怠，大便溏泄，面色萎黄，舌质淡，苔白，脉细弱等。

（6）血瘀气滞证：骨节刺痛，痛有定处，痛处拒按，筋肉挛缩，骨折，多有骨折史，舌质紫黯，有瘀点或瘀斑，脉涩或弦等。

证候分型是中医辨证论治的依据，有效的中西医结合治疗能够在改善患者骨质疏松症临床症状的同时进一步提高骨密度，改善骨强度。

1.6 骨质疏松诊断流程

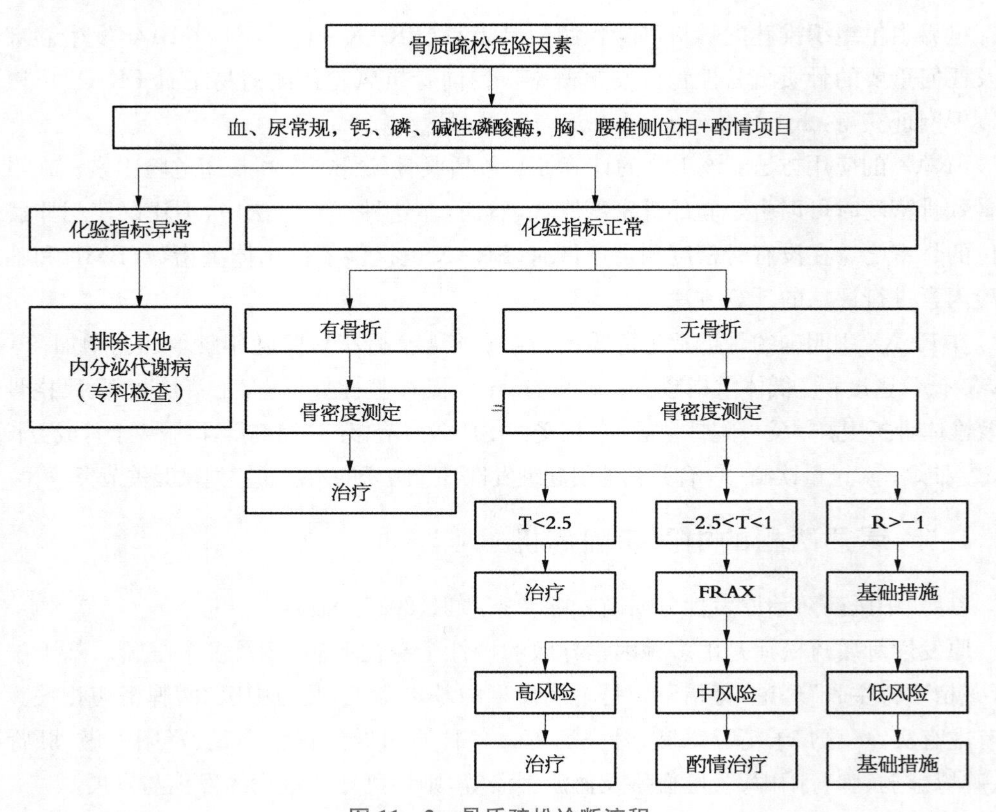

图 11－2 骨质疏松诊断流程

2 骨质疏松症的预防与治疗

一旦发生骨质疏松性骨折，生活质量下降，出现各种并发症，可致残或致死，因此骨质疏松症的预防比治疗更为现实和重要。骨质疏松症初级预防指尚无骨质疏松但具有骨质疏松症危险因素者，应防止或延缓其发展为骨质疏松症并避免发生第一次骨折；骨质疏松症的二级预防指已有骨质疏松症，$T \leqslant -2.5$ 或已发生过脆性骨折，其预防和治疗的最终目的是避免发生骨折或再次骨折。

骨质疏松症的预防和治疗策略较完整的内容包括基础措施、药物干预及康复治疗。

2.1　基础措施

"基础"是重要的、不可缺少的。但"基础"并不是"全部"和"唯一"。"基础措施"的适用范围包括：① 骨质疏松症初级预防和二级预防；② 骨质疏松症药物治疗和康复治疗期间。

基础措施的内容如下。

2.1.1　调整生活方式

(1) 富含钙、低盐和适量蛋白质的均衡膳食。

(2) 适当户外活动和日照，有助于骨健康的体育锻炼和康复治疗。

(3) 避免嗜烟、酗酒，慎用影响骨代谢的药物。

(4) 采取防止跌倒的各种措施，注意是否有增加跌倒危险的疾病和药。

(5) 加强自身和环境的保护措施(包括各种关节保护器)等。

2.1.2　骨健康基本补充剂

(1) 钙剂：我国营养学会制定成人每日钙摄入推荐量 800 mg(元素钙)是获得理想骨峰值，维护骨骼健康的适宜剂量，如果饮食中钙供给不足可选用钙剂补充，绝经后妇女和老年人每日钙摄入推荐量为 1 000 mg。目前的膳食营养调查显示我国老年人平均每日从饮食中获得钙约 400 mg，故平均每日应补充的元素钙量为 500～600 mg。钙摄入可减缓骨的丢失，改善骨矿化。用于治疗骨质疏松症时，应与其他药物联合使用。目前尚无充分证据表明单纯补钙可以替代其他抗骨质疏松药物治疗。钙剂选择要考虑其安全性和有效性，高钙血症时应该避免使用钙剂。此外，应注意避免超大剂量补充钙剂潜在增加肾结石和心血管疾病的风险。

(2) 维生素 D：维生素 D 对促进钙的吸收、维持骨骼健康、保持肌力、改善身体稳定性、降低骨折风险有益。维生素 D 缺乏可导致继发性甲状旁腺功能亢进，增加骨吸收，从而引起或加重骨质疏松。成年人推荐剂量为每日 200 单位(5 μg)，老年人因缺乏日照以及摄入和吸收障碍常有维生素 D 缺乏，故推荐剂量为每日 400～800 IU(10～20 μg)。维生素 D 用于治疗骨质疏松症时，剂量可为 800～1 200 IU，还可与其他药物联合使用。建议有条件的医院酌情检测患者血清 25OH－D 浓度，以了解患者维生素 D 的营养状态，适当补充维生素 D。国际骨质疏松基金会建议老年人血清 25OH－D 水平等于或高于 30 ng/ml(75 nmol/L)以降低跌倒和骨折风险。此外，临床应用维生素 D 制剂时应注意个体差异和安全性，定期监测血钙和尿钙，酌情调整剂量。

2.2　药物干预

2.2.1　药物干预的原则

药物干预的适应证：具备以下情况之一者，需考虑药物治疗。

(1) 确诊骨质疏松症患者(骨密度:T≤-2.5),无论是否有过骨折。

(2) 骨量低下患者(骨密度:-2.5<T 值<-1.0)并存在一项以上骨质疏松危险因素,无论是否有过骨折。

(3) 无骨密度测定条件时,具备以下情况之一者,也需考虑药物治疗:① 已发生过脆性骨折;② OSTA 筛查为"高风险";③ FRAX 工具计算出髋部骨折概率≥3%或任何重要的骨质疏松性骨折发生概率≥20%(暂借用国外的治疗阈值,目前还没有中国人的治疗阈值)。

药物干预的时间:无论采用何种治疗方案,对于原发性骨质疏松症患者的治疗均推荐不少于 6 个月的干预时间,甚至更长。

2.2.2 西药治疗

(1) 双膦酸盐类(bisphosphonates):双膦酸盐是焦膦酸盐的稳定类似物,其特征为含有 P-C-P 基团。双膦酸盐与骨骼羟磷灰石有高亲和力的结合,特异性结合到骨转换活跃的骨表面上抑制破骨细胞功能,从而抑制骨吸收。不同双膦酸盐抑制骨吸收的效力差别很大,因此临床上不同双膦酸盐药物使用的剂量及用法也有所差异。

(2) 降钙素类(calcitonin):降钙素是一种钙调节激素,能抑制破骨细胞的生物活性和减少破骨细胞数量,从而阻止骨量丢失而增加骨量。降钙素类药物的另一突出特点是能明显缓解骨痛,对骨质疏松性骨折或骨骼变形所致的慢性疼痛以及骨肿瘤等疾病引起的骨痛均有效,因而更适合有疼痛症状的骨质疏松症患者。目前应用于临床的降钙素类制剂有 2 种:鲑鱼降钙素(如密盖息)和鳗鱼降钙素类似物(如依降钙素)。

(3) 雌激素类(estrogen):雌激素类药物能抑制骨转换,阻止骨丢失。临床研究已证明激素疗法(HT),包括雌激素补充疗法(ET)和雌、孕激素补充疗法(EPT)能阻止骨丢失,降低骨质疏松性椎体、非椎体骨折的发生风险,是防治绝经后骨质疏松的有效措施。在各国指南中均被明确列为预防和治疗绝经妇女骨质疏松药物。

(4) 甲状旁腺激素(PTH):PTH 是当前促进骨形成药物的代表性药物:小剂量 rhPTH(1~34)有促进骨形成的作用。

(5) 选择性雌激素受体调节剂类(SERMs):SERMs 不是雌激素,其特点是选择性地作用于雌激素的靶器官,与不同形式的雌激素受体结合后,发生不同的生物效应。如已在国内外上市的 SERMs 雷洛昔芬在骨骼上与雌激素受体结合,表现出类雌激素的活性,抑制骨吸收,而在乳腺和子宫上则表现为抗雌激素的活性,因而不刺激乳腺和子宫。

(6) 活性维生素 D 及其类似物:包括 1,25 双羟维生素 D_3(骨化三醇)和 1α-羟基维生素 D_3(α-骨化醇)。前者因不再需要经过肝脏和肾脏羟化酶羟化就有活性效应,故得名为活性维生素 D。而 1α-羟基维生素 D_3 则需要经 25 羟化酶羟化为 1,25 双羟维生素 D_3 后才具有活性效应。所以活性维生素 D 及其类似物更适用于老年人、肾功能不健全以及 1α-羟化酶缺乏的患者。

2.2.3 中医中药治疗

中医药防治原发性骨质疏松症的原则是"补益肝肾,益气活血,强筋健骨"。国内已

有数种获批准的治疗骨质疏松的中成药,具有缓解临床症状、减轻骨痛的疗效,其特点为多环节、多途径调节骨代谢,但作用强度不一。

(1) 肾阳虚证

主症:腰背冷痛,酸软乏力。

次症:驼背弯腰,活动受限,畏寒喜暖,遇冷加重,尤以下肢为重,小便频多,舌淡苔白,脉弱等。

治法:补肾壮阳,强筋健骨。

推荐方剂:右归丸加减。虚寒证候明显者,可加用仙茅、肉苁蓉、淫羊藿、骨碎补等以温阳散寒。

常用中成药:淫羊藿总黄酮胶囊、右归丸。

(2) 肝肾阴虚证

主症:腰膝酸痛,手足心热。

次症:下肢抽筋,驼背弯腰,两目干涩,形体消瘦,眩晕耳鸣,潮热盗汗,失眠多梦,舌红少苔,脉细数。

治法:滋补肝肾,填精壮骨。

推荐方剂:六味地黄汤加减。阴虚火旺证明显者,可加知母、黄柏;酸痛明显者,可加桑寄生、牛膝等。

常用中成药:芪骨胶囊、六味地黄丸。

(3) 脾肾阳虚证

主症:腰膝冷痛,食少便溏。

次症:腰膝酸软,双膝行走无力,弯腰驼背,畏寒喜暖,腹胀,面色㿠白,舌淡胖,苔白滑,脉沉迟无力等。

治法:补益脾肾,强筋壮骨。

推荐方剂:补中益气汤合金匮肾气丸加减。

常用中成药:补中益气丸合右归丸或济生肾气丸。

(4) 肾虚血瘀证

主症:腰脊刺痛,腰膝酸软。

次症:下肢痿弱,步履艰难,耳鸣。舌质淡紫,脉细涩等。

治法:补肾活血化瘀。

推荐方剂:补肾活血方加减。

常用中成药:仙灵骨葆胶囊,骨疏康胶囊(颗粒)。

(5) 脾胃虚弱证

主症:形体瘦弱,肌软无力。

次症:食少纳呆,神疲倦怠,大便溏泄,面色萎黄,舌质淡,苔白,脉细弱等。

治法:益气健脾,补益脾胃。

推荐方剂：参苓白术散加减。

常用中成药：参苓白术散。

（6）血瘀气滞证

主症：骨节刺痛，痛有定处。

次症：痛处拒按，筋肉挛缩，骨折，多有骨折史，舌质紫黯，有瘀点或瘀斑，脉涩或弦等。

治法：理气活血，化瘀止痛。

推荐方剂：身痛逐瘀汤加减。骨痛以上肢为主者，加桑枝、姜黄；下肢为甚者，加独活、汉防己、鸡血藤以通络止痛；久病关节变形、痛剧者，加全蝎、蜈蚣以通络活血。

常用中成药：活血止痛散。

此外，在临床上亦可见症状较轻，或感受风寒湿邪，或兼夹证者；辨证施治时需灵活应用。

2.3 传统功法

近年来，围绕中医药防治骨质疏松开展了大量研究，尤其是传统功法对于防治骨质疏松的作用被重视，如八段锦、易筋经、少林内功、太极拳等导引功法，可明显改善骨质疏松症患者的症状。如由上海中医药大学附属岳阳中西医结合医院等编制的“五行健骨操”，对防治骨质疏松具有明确的临床疗效。

2.4 运动康复治疗

许多基础研究和临床研究证明，运动是保证骨骼健康的有效措施之一，不同时期运动对骨骼的作用不同，儿童期增加骨量，成人期获得骨量并保存骨量，老年期保存骨量减少骨丢失。运动可以从两个方面预防脆性骨折：提高骨密度和预防跌倒。负重、抗阻、超负荷和累积的运动可以产生骨效应，抗阻运动具有部位的特异性，即承受应力的骨骼局部骨量增加。因此，针对骨质疏松症制定的以运动疗法为主的康复治疗方案应参照该原则制定。但是关于康复治疗与运动改善骨密度、降低骨折风险的大型临床研究尚缺乏。

3 转上级医院的指征

（1）需要做双能X线骨密度检测。

（2）需要做骨代谢生化标志物。

（3）治疗后进行疗效监测。

（4）合并其他疾病用药。

参考文献

[1] 中华医学会骨质疏松和骨矿盐疾病分会. 原发性骨质疏松症诊疗指南(2011)[J]. 中华医学会骨质疏松和骨矿盐疾病杂志,2011,4(1): 1-17.

[2] NIH Consensus Development Panel on Osteoporosis Prevention, Diagnosis and Therapy[J]. JAMA, 2001, 285: 785-795.

[3] Koh LH, Sedrine WB, Torralba TP, et al. A simple tool to identify Asian women at increased risk of osteoporosis[J]. Osteoporosis Int, 2001, 12: 699-705.

[4] The World Health Organization Fracture Risk Assessment Tool[EB/OL]. www.shef.ac.uk/FRAX.

[5] 中药新药治疗原发性骨质疏松症临床研究技术指导原则(2015年).

[6] 中医药防治原发性骨质疏松症专家共识(2015)[J]. 中国骨质疏松杂志,2015,21(9): 1023-1028.

[7] 史晓,刘玉超. 五行健骨操[M]. 上海: 第二军医大学出版社,2014.

4　附　骨质疏松症鉴别诊断常见疾病

附表 11-1　骨质疏松症鉴别诊断常见疾病

疾病种类	疾病名称
内分泌疾病	库欣综合征 性腺功能降低 甲状腺功能亢进症 原发性甲状旁腺功能亢进症 糖尿病
风湿疾病	类风湿关节炎 系统性红斑狼疮 强直性脊柱炎

续 表

疾病种类	疾病名称
恶性疾病	多发性骨髓瘤
	白血病
药物治疗	糖皮质激素使用超过 3 个月
	甲状腺激素过量替代
	抗癫痫药物
	锂、铝中毒
	细胞毒或免疫抑制剂(环孢 A、他克莫司)
	肝素
	引起性腺功能低下的药物：芳香化酶抑制剂、促性腺激素释放激素类似物等
胃肠道疾病	慢性肝病(尤其是原发性胆汁性肝硬化)
	炎性肠病(尤其是克罗恩病)
	胃大部切除术
肾脏疾病	肾功能不全或衰竭
遗传型疾病	成骨不全
	马方综合征
	血色病
	高胱氨酸尿症
	卟啉病
其他原因	任何原因维生素 D 不足
	酗酒
	神经性厌食、营养不良
	长期卧床
	妊娠及哺乳
	慢性阻塞性肺疾病
	脑血管意外
	器官移植
	淀粉样变
	多发性硬化
	获得性免疫缺陷综合征